一书读懂精神分裂症

主编
(美)斯德芬·J.格拉特(Stephen J. Glatt)
(美)斯德芬·V.法劳恩(Stephen V. Faraone)
(美)庄明哲(Ming T. Tsuang)

主译　贺　莹　陈姝婷

U0331881

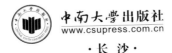

中南大学出版社
www.csupress.com.cn
·长沙·

图书在版编目(CIP)数据

一书读懂精神分裂症／(美)斯德芬·J.格拉特
(Stephen J. Glatt),(美)斯德芬·V.法劳恩
(Stephen V. Faraone),(美)庄明哲(Ming T. Tsuang)
主编;贺莹,陈姝婷主译. —长沙:中南大学出版社,
2020.12

书名原文:Schizophrenia:The Facts
ISBN 978-7-5487-4142-8

Ⅰ.①一… Ⅱ.①斯… ②斯… ③庄… ④贺… ⑤陈…
Ⅲ.①精神分裂症—基本知识 Ⅳ.①R749.3

中国版本图书馆 CIP 数据核字(2020)第 156827 号

一书读懂精神分裂症
YISHU DUDONG JINGSHENFENLIEZHENG

(美)斯德芬·J.格拉特(Stephen J. Glatt)
主编 (美)斯德芬·V.法劳恩(Stephen V. Faraone)
(美)庄明哲(Ming T. Tsuang)

主译 贺 莹 陈姝婷

□责任编辑	陈 娜 陈海波	
□责任印制	易红卫	
□出版发行	中南大学出版社	
	社址:长沙市麓山南路	邮编:410083
	发行科电话:0731-88876770	传真:0731-88710482
□印 装	长沙德三印刷有限公司	

□开 本	880 mm×1230 mm 1/32	□印张 4.5	□字数 115 千字
□版 次	2020 年 12 月第 1 版	□2020 年 12 月第 1 次印刷	
□书 号	ISBN 978-7-5487-4142-8		
□定 价	48.00 元		

序

本书是由几位年轻医生和博士翻译的，英式中文的腔调，"雅"真不好说，但"信""达"勉强及格，给中等程度以上的非专业人士传递基本信息倒是够了。

我们之所以翻译此书，是有感于原编者庄老的情怀、作为原哈佛大学精神科主任、麻省精神病总院前院长、著名研究"爱荷华500"负责人的庄明哲博士，可以称得上华人在精神病学领域的第一人。庄明哲博士毕生致力于精神疾病，尤其是精神分裂症的临床及病因病理机制的研究工作，如今虽然年近90岁但仍然在该领域中辛勤耕耘，并充满热情地做起了精神病基础知识的普及工作，该书就是其中一个小小的工作成果。

本书的译者之一，贺莹博士，曾于2016年到庄老的实验室随其工作两载，专业上的收获自不必说，得其授该书并称不收版权费，愿本书能在中国大陆出版发行，为中国的精神卫生事业做一点力所能及的贡献。

医者仁心，于庄老作为可见一斑。

庄老大才，对重性精神病的理解吾辈难出其右，他力图用普通人能够理解的语言来描述他眼中的精神分裂症，同时介绍了很多相关的精神疾病常见症状的概念，比如幻觉、妄想、缺乏自知力等，这样与精神分裂症相对特有的症状结合起来，让读者首先对该病有一个整体的印象。纵观全文，其实在厘清基本概念的同时，他还把近年来在精神分裂症神经生物学领域研究的新成果也集合在本书中，尤其在病因和病理机制的描述方面，将遗传流行病学、影像学等多项研究的荟萃分析结果都呈现给读者，这一部分内容的加入使这个科普读物的学术性提升了几个层次，使之不仅可以作为非专业人士的科普读物，也可以作为刚入行的精神科专科医生的入门教材。

　　这里有两点需要提请读者注意的：第一，精神障碍与其他内外科疾病在诊断标准上有很大差异，其他科疾病都有排他性的"金标准"，如眼下的"新冠肺炎"只要在患者气道内发现了新型冠状病毒，即使没有任何症状都可以诊断为"新型冠状病毒感染"，但精神疾病目前找不到（或无法确定）任何可作为金标准的病理生理学指标，只能依靠患者表现出的症状作为疾病的诊断依据，因此认识精神疾病最重要的一步，就是正确认识和理解精神症状。第二，庄老已尽量将近年来在生物学方面研究的新发现纳入本书，但这些结果不可避免地会产生一些争议，如脑影像等的描述就在不断的更新当中。另外，对某些名词的使用也有可以商榷之处，如"情感迟钝"，大多数时候这一概念用于描述抑郁症的情感体验，患者因为既体验不到快乐亦体会不到悲伤而感到苦恼，与描述精神分裂症情绪状态的"情感淡漠"这一概念是有差异的，后者并不为此感到苦恼，是一种没有情感的状态，这也是想与庄老讨论的一点意见。

陈晓岗

2020 年 2 月 21 日于长沙

目 录

1

什么是精神分裂症？

本章重点

- 精神分裂症是一种严重的精神疾病，包括思维形式、情绪、行为以及观察外部世界的方式上的种种改变。
- 精神分裂症可能不是单纯的一种疾病，而是一类或者一系列相关疾病组成的"谱系"，其症状、严重程度和结局各不相同。

也许是因为在乎的人最近被确诊了，也许是纯粹出于学术兴趣，你们拿起了这本书，而对于你们之中的很多人而言，这是一次和"精神分裂症"的初次见面。因此，我们将尽可能清晰地描述该病最基本的表现，努力避免使用专业术语（虽然有时很难避免）。人们对精神分裂症的第一印象常常在他们接触真正的患者之前就已形成，且多来自于影视文学作品中的塑造。其中部分作品的描述对精神分裂症的某些方面来说是准确的，结合本书之后有助于读者更全面地了解这种疾病（尽管无法做到十全十美）。例如，John Nash 在电影《美丽心灵》以及 Nathaniel Ayers 在《独奏者》中的展现，都以第一人称的角度让这种疾病看上去更加真实。精神分裂症的现实情况也在《梦幻狂杀》《唐尼·达科》《天涯沦落两心知》等电影里得到了相当不错的体现。然而，更常见的是作者和编剧以不切实际且贬损的方式来描述精神分裂症，从而导致许多没有直接接触过此病的人对精神分裂症的耻辱感和负面认知。我们将在第4章"什么不是精神分裂症?"中介绍这些错误描述的例子，但是现在，让我们继续来关注精神分裂症的主要问题。

请记住，精神分裂症是最复杂、最具变化性的人类疾病之一。尽管精神分裂症有相应的教科书，但它却没有教科书般的病例。因此，你在阅读此书时可能常常会想"这和我看到的/经历过的不太一样"。我们将对精神分裂症作出尽可能宽广详尽的介绍，以求让读者更好地了解和认知这一疾病。同时，我们会使用一些病例来描述此病的特征，但是也许这些病例和你见过的精神分裂症不尽相似，或者是你所看到或经历过的精神分裂症仅表现出当中的某些特征。从这个角度来说，本书介绍的是关于精神分裂症这一疾病的整体认知，但是并不能代表所有患病的个体情况。

精神分裂症主要影响到患者本人、他们的家庭以及社会。患者在视、听和以其他方式处理外界信息(即感知觉)的能力上出现广泛的问题。他们的正常思维模式，情绪和行为方面也可能受到破坏。对于许多精神分裂症患者来说，生活中这些基础方面出现问题会导致严重的后果。他们最终可能需要经常住院治疗或终生残疾，难以维持在家庭和社会中的良好生活。患者个人的退缩和无法沟通以及破坏性行为的发作往往会使他们的社会关系走向崩溃。患者家庭也因照顾患者和对精神疾病的耻辱而感到负担沉重。正因为这种疾病是如此严重和常见，精神分裂症现在被视为一个重要的公共卫生问题。

精神分裂症在病原学(病因)和临床表现(症状)这两方面都非常复杂。即便是经过140年的研究，其病因、病程和治疗方法都还有太多需要探索的地方。而在过去40年中，研究飞速进展。这些进展有的源于更好的研究方法，例如，脑成像和分子遗传工具;有的则源于精神分裂症诊断标准的持续改进，让我们得以更好地理解这种疾病。目前的观点认为，精神分裂症是异常心理疾病谱系上的一个点或终点，而不是一种孤立的疾病。这种观点改变了大家对精神分裂症疾病框架问题的思考。

精神分裂症的"**谱系**"概念并不新鲜，这一谱系包括精神分裂症和一些与之相关但通常更为轻微的疾病。这个概念是由 Eugen Bleuler 博士提出的，他在 1911 年的著作《早老性痴呆》或者说是《精神分裂症症候群》中预言了我们现在的观点。我们如今知道，分裂情感障碍及分裂型、偏执型和分裂样人格障碍，和精神分裂症有一些共同的症状和病因。这一观点有助于寻找它们共同的风险因素和治疗方法。反之，对精神分裂症基础知识的不断拓展也有助于我们理解其他的精神分裂症谱系障碍。

2

精神分裂症有哪些症状？

本章重点

- 幻听、被控制妄想、情感迟钝和缺乏自知力是跨越所有文化或语言的常见精神分裂症症状。
- 精神分裂症的阳性症状是指那些超出了正常范围的行为特征，如幻觉和妄想，可以肯定的是，这些症状来者不善。
- 精神分裂症的阴性症状是指正常行为的衰退。这些症状包括情感迟钝（无法表达情感）、语言贫乏（少语）、动力缺乏（缺乏与外界互动的意愿）、快感缺乏（失去感受快乐的能力）、社交减少（喜欢独处）和紧张症，紧张症由四种认知和运动症状组成。
- 阴性症状往往比阳性症状更难发现和治疗。与阳性症状相比，这些症状对他人的破坏性较小，但对患者本身同样具有致残性。

精神分裂症的症状分为两类：阳性症状和阴性症状。**阳性症状**是超过正常范围的行为或体验，如幻听和妄想。**阴性症状**则是指低于正常范围的行为，如快感缺乏。阳性症状在疾病的"**活跃**"阶段最为突出，此时患者表现得最为混乱和分裂。活跃期通常会导致患者转诊接受治疗，因为在这个阶段，患者常常会做或者会说一些让周围人感到不安以及生气的话语，或者至少引起他人的注意和关心。例如，一个有妄想的人可能会向其配偶抱怨，说他被外星人跟踪，并要求配偶帮助他找到阻止外星人的方法。阴性症状在疾病的"**前驱期**"和"**残留期**"最为明显。前驱期出现在第一个活跃期之前（实际上是在精神分裂症确诊之前），而每个活跃期之后都有一个残留期。

阳性症状

阳性症状通常包括妄想、幻听、幻视或其他感官的幻觉。这类症状可分为**知觉症状**（即知觉或感知外界刺激的能力受到影响）、**认知症状**（即影响思维方式）、**情感或运动性**（躯体上的）症状。因为这些症状即使是非专业人士也很容易识别，所以它们形成了外行人对精神分裂症普遍看法的主体。

幻听是精神分裂症中最常见的知觉障碍。很多时候，幻觉以声音的形式出现，有时是对患者本人想法或行为的持续评论；有时则会出现几种声音，不同的声音在彼此交谈。某些精神分裂症患者有**幻视、幻嗅**（即嗅觉受影响）或**味觉幻觉**（即味觉受影响），但这种情况很少见。**躯体幻觉**也可能发生，其知觉的改变体现在身体器官上。

正确区分幻觉和**错觉**很重要，前者是在缺乏客观刺激的情况下产生的知觉体验，**后者**是对模糊的客观刺激的错误感知。例如，在回答关于幻觉的问题时，我们的一位患者说他有天晚上看到了死去的母亲。但进一步询问他发现，患者其实是看到了一个长得像他母亲的人，而在昏暗的光线下，这种相似性更强。尽管这件事可能揭示了患者对其母亲去世的反应，但这只是一种错觉，而不是精神分裂症中的幻觉。同时，幻视也不应该与许多人在入睡前感受到的"入睡"意象混淆。

妄想是一种错误的信念，即使患者处于清醒的精神状态，这种信念也不会因理性或事实经历而改变。妄想是精神分裂症中最常见的思维障碍。有趣的是，妄想的焦点通常与患者的文化背景有关，但妄想的来源却常常是因人而异的。在 Franz Mesmer 的时代，患有精神分裂症的人说自己受到磁力的控制；100 年前，他们说这种控制是电力；50 年前，他们则认为是电视。到了现在，他们可能会说这种影响来自于电脑、手机或互联网。

尽管精神分裂症患者有各种各样的妄想，但常有几个共同的主题。例如，有**偏执妄想**的人说，其他人正试图在情感上或身体上伤害他们。和其他妄想一样，这些妄想很容易被发现，因为有些妄想的内容显然是荒谬的（例如，有人可能会抱怨说，她的母亲正在密谋通过政府阻止她从高中毕业）。然而在有些情况下，偏执的信念也许会因为不太常见而显得荒谬，但事实上却是正确的。例如，一个患者害怕被黑手党暴徒袭击，在仔细回顾了他的犯罪历史后，我们发现这并不是妄想，而是合理的。

有**罪恶妄想**的精神分裂症患者认为，因为他们做了错事，所以他们正在受到惩罚，或者应该受到惩罚。这些妄想可能与真实事件有关或仅仅出于想象，但即使事件是真实的，这种个人惩罚也远远超过罪行的严重程度（例如，患者因为他忘了帮父亲割草坪，而认为自己应该被判处在壁橱里度过余生）。偏执和罪恶妄想的区别在于，偏执型患者认为他们受的迫害是不应得的，而罪恶妄想的患者则认为其惩罚是应当的。由于在其他精神疾病（如心境障碍）中也经常出现罪恶妄想，因此需要仔细评估有这种妄想的人是否有情绪问题（常见于抑郁症或双相情感障碍）的迹象。

嫉妒妄想者可能会认为配偶或爱人不忠，但这种认识是不是妄想往往很难判断。如果并未发现匪夷所思的地方，这种妄想可以通过考察患者是否具有对其妄想的内容提出正反两面证据的能力来判断。当面对与妄想信念相反的证据时，真正的患者会忽略证据或把证据搪塞掉，反之，可以预料的是，对于支持其妄想的事情，即使是鸡毛蒜皮的小事也会被患者接受并重视。

躯体妄想通常与躯体幻觉有关，因为这种妄想的来源是患者自己的身体。这些妄想通常很怪异且令人不安，往往是患者认为自己的身体正在受到伤害。例如，一个患者认为他的肠子被一条巨大的蠕虫吃掉了；另一个患者感到他的身体正在从里到外腐烂，认为自己很快就会死去。这些妄想也可能发生在其他精神疾病中，例如，具有精神病性特征的抑郁症和妄想障碍，因此必须将这些疾病作鉴别诊断，以选择正确的治疗方法。躯体妄想障碍非常罕见，由于其对身体健康的担忧和恐惧十分显著，看起来很像疑病症。而二者的区别在于患者坚信的程度：对于躯体妄想症患者来说，这种疾病或自己外观上的变化是真实而不可能改变的，但其想法通常很奇怪，且没有现实依据。

有**夸大妄想**的人会将自己的才能和成就夸大到不现实甚至是怪异的程度。一个极端的例子是一个患者声称自己是"宇宙之王"，因为他与上帝有着特殊的联系。在较轻微的情况下，患者可能会声称自己拥有未被证明的独特才能（例如，一位患者自称是伟大的数学家，尽管他所谓的数学证明是毫无意义的潦草笔迹）。由于夸大也是躁狂和轻躁狂的一个共同特征，所以应该对这些症状进行评估，将其与精神分裂症的夸大妄想相鉴别。

如果一个人描述了有关宗教或心灵主题的错误信念，他可能患有**宗教妄想**。宗教信仰的妄想状态有时是显而易见的，比如一个患者收集了一屋子葡萄柚，因为她相信葡萄柚含有上帝的精髓。然而，宗教信仰的妄想状态有时可能比其他类型的妄想更难确立，因为宗教信仰如果符合个人所在的文化背景，就不应被认为是妄想。例如，有些宗教人士相信世界末日即将来临。如果是该教派的成员有这种想法，就不是妄想，但若是非宗教人士持有此观点，就可能是妄想。与之相对的，一些精神分裂症患者可能会被不寻常的宗教派别所吸引。如果怀疑这些患者有宗教妄想，则应该了解清楚他们是在荒谬想法出现之前还是之后接触的这些宗教。

妄想的其他种类有：**怪异妄想**，其妄想内容是不合逻辑且缺乏事实依据的；**被控制妄想**，患者坚信其精神或身体在外界某种力量的说服或强迫下被控制。其他常见的妄想还有相信一个人的思想是由某种外界机构以各种方式进行塑造的。其中一个例子是**思维播散**，患者认为他的想法会被大声地说出来，以便其他人能听到。另一个例子是**思维插入**，患者感觉到外部来源的想法被放入到自己的大脑中。这些"插入"的想法的本质通常是令人不快的，并且可能会引导个体做出不正常的行为。与思维插入相反的是**思维被夺**，正如其名所示，这种妄想是患者认为自己的思维没有了，被外界所抽去。常表现为**思维中断**，即说话的突然停止。

上面列出的妄想类别展示了精神分裂症患者认知问题的多样性。妄想的严重性可以按照五个维度来评定：持久性、复杂性、怪异性、行为影响度和怀疑程度。

妄想的**持久性**既包括信念的持久程度，也包括妄想在患者脑海中出现的频率。有些精神分裂症患者说有几个月甚至几年每天都被妄想所影响，而其他患者出现的则是阵发性的妄想，一次只持续几个小时。

妄想的**复杂性**指的是妄想形成一个或一组完整想法的程度。有时复杂性很低，例如，一个人认为自己是美国总统，但没有制定与他的高级职位相关的任何精心制作的主题或故事。一个与之类似但比较复杂的妄想是，由于受到暗杀威胁，一名患者认为他是乔装的美国总统，他选择了当一名银行出纳员，因为这样他就可以控制这个国家的货币供应量，而这是他最终的权力来源。当患者的朋友、亲戚，甚至是在这个不同寻常的故事中扮演某种角色的陌生人都被包含进来时，这个妄想可能会变得更加复杂。

妄想的**怪异性**或可信度也各不相同。有些精神分裂症患者的妄想是有着没有任何可信度的奇怪妄想。而在考虑到个人文化背景之后，有些患者的妄想看似怪异，但其实具有一定的可信度。这种情况经常发生在这个人来自非主流的文化背景（例如，犯罪团体或不寻常的宗教派别)并表达出符合其背景的想法时。如果怀疑患者的某种想法有可能是妄想，那么一个有用的方法就是让患者谈论其信仰和相关思想的具体含义。因为通过进一步的讨论，一种文化上合理但不同寻常的想法可能会发展成一个复杂而奇异的妄想系统。

妄想的**行为影响度**是通过其刺激患者产生某种行为的能力来衡量的。一个极端是有的患者只在被问起时讨论自己的妄想，却从没发生过任何相关行为。另一个极端则是，有些患者会不断地述说自己的妄想观念，并在此基础上采取极端的、自我伤害的行为（例如，患者烧掉了自己的房子，因为他认为房子被想杀掉自己的恶魔侵占了）。患者对他们妄想的**怀疑程度**也各不相同。有些人完全相信他们的妄想；另一些人则认为他们的奇怪想法有可能是真实的，但置信程度不一。

现在我们知道了，妄想是精神分裂症中最常见的思维混乱症状，但是妄想也可能会伴随着**明显不合逻辑的思维**。例如有的精神分裂症患者会说："美国总统是新教徒，我是新教徒，因此，我就是美国总统。"联想是人们将看似无关的概念彼此联系起来的过程，而患者的推理能力则可能因**联想散漫**（思维散漫）而受损。思想和语言通常具有高度的凝聚力，它们可以将时间、空间或结果上相关联的想法和（或）图像串联在一起。在回答问题时，思维散漫的表现就是词不达意。例如，在正常的谈话中，当他人谈论起假期垂钓时，人们通过描述自己的假期或询问对方有关度假的问题来回应，这是合理的；而精神分裂症患者回应时可能会谈到他前几天吃过的金枪鱼三明治。在精神分裂症患者看来，假期垂钓和金枪鱼三明治之间微弱的关联足以带来这种话题的转变。这种关联会非常奇怪而且微弱，以至于患者说的每段话之间可能找不到任何联系。在极端情况下，精神分裂症患者会出现词语杂拌，即他们说出的句子里绝大部分词语都缺乏联系、没有逻辑。

精神分裂症患者除了在言语表达和思维过程中出现

许多认知问题外，也会表现出情感调节的异常。这种情感异常有两种形式：**情感不协调**或**情绪激越**。情感不协调指的是无意义地傻笑、自笑或与表达想法不一致的情绪体验。例如，一个精神分裂症患者在谈到他深爱的兄弟的死亡时可能会咧嘴或轻笑。而有的患者无论在谈论什么，都可能会以一种奇怪的方式持续地咧嘴笑或皱眉。情绪激越的患者经常会出现过度的情绪激动，他们的情感体验是正常的，但是由于妄想思维或其他因素，他们会过于强烈地表现出这些情绪。

一些精神分裂症患者表现出的运动行为极度激越也是该疾病的阳性症状之一。这种被称为**紧张性精神兴奋**的激动状态包括发作性失控、紊乱的行为。患者可能出现姿态夸张、多动、破坏性的行为或暴力。运动功能障碍也常表现为重复的、无明显意义的运动，即**刻板运动**。其他特征性表现包括那些通常是单一身体部位的习惯性运动（如扮鬼脸、抽搐症、无声地移动嘴唇、玩弄手指、搓手或摩擦大腿）。

阴性症状

精神分裂症的阴性症状是指患者正常行为的受损或衰退。同阳性症状一样，阴性症状也会影响患者生活中的认知、情感和行为，但表现为表达和反应能力的衰退。与阳性症状相比，阴性症状通常持续更久，并且在某些方面更具破坏性；但由于阴性症状一般不会对他人带来伤害或其他影响，患者难以引起法律或医疗机构的注意，所以阴性症状通常不会导致患者住院。除此之外，阴性症状更加难以定义、难以可靠地评估和有效地治疗。

虽然精神分裂症中大部分的思维破裂都是阳性症状，但其中亦有阴性症状。而最常见的主要表现为思维产生的减少。**言语贫乏**指患者语言的主动表达减少，在回答问题或回应他人时也说得很少。最极端的情况是**缄默症**，即患者就算能够开口说话也根本不说。**言语内容的贫乏**则指语言的量正常，但传达出的有效信息很少。**反应延迟增加**是指患者回答问题时有长时间的滞后。**语言中断**则是指患者说话说到一半突然停止，且无法继续。

精神分裂症的阴性症状，其特征在于情感反应的减弱或缺失，这被称为**情感淡漠、迟钝**或**情感受限**。情感受限可见于患者的语言难以打动人心，包括语调变化或表达手势缺乏、眼神交流减少、无意识动作减少、面部表情单一和情绪无反应性。另一种精神分裂症的常见阴性情感症状是**快感缺失**，即无法感受到快乐。快感缺失表现为对娱乐、友谊、性或任何曾经令人愉快的活动缺乏兴趣。在患者无法感受到与他人的亲密关系时，他们的情感反应也会随之减退。

紧张性木僵是精神分裂症的一种阴性的运动症状，其特征在于运动和言语的减少。虽然罕见，但一些患者会出现**蜡样屈曲**，即他们的肢体可以任人摆布，即使处于很不自然的位置也能保持较长时间而不主动改变。**固定姿势**（也称为**木僵**）是指患者在紧张性木僵期间长时间地保持异常或不舒服的姿势。紧张症过去在精神分裂症中很常见，但现在较为少见。

精神分裂症的另一阴性症状是**违拗症**，患者会对于那些试图让他们参与社交的言语或行为指令表现出强烈的抵抗。与之相关的行为障碍是不修边幅、不讲卫生、无法坚持完成工作，以及退出社交活动。针对精神分裂症患者社会行为的研究表明，疾病会导致患者缺乏社会活动所需的基本行为。

3

如何诊断精神分裂症？

本章重点

- 许多情况会产生类似精神分裂症的症状，因此，关键是要对精神分裂症的疑似患者提供妥善的医疗护理。这一过程也有助于临床医生明确治疗思路。

- 通过"鉴别诊断"，临床医生可以排除可能导致患者患病的其他情况，如脑炎、药物滥用、癫痫或明确的脑部疾病。

- 精神分裂症不是一种心境障碍。心境障碍的患者会表现出非常高涨的情绪状态，如躁狂症患者会出现心境高涨、言语增多、活动增强；或者抑郁症患者会出现非常低迷的情绪状态和无用感。

- 心境障碍和精神分裂症都有妄想，但两者之间存在很大差异。躁狂症患者的妄想往往是夸大的，而抑郁症患者则可能存在内疚以及认为自己毫无价值的妄想。而精神分裂症患者的妄想通常是奇怪或偏执的。

- 既有精神分裂症症状又有心境障碍中的情绪变化的人可能患有分裂情感性障碍。

　　尽管我们正在努力研究，但精神分裂症的诊断至今还无法直接借助客观的诊断测试或实验室检查。因此，临床医生会根据患者行为和精神病理学(包括前一章中描述的症状)来诊断精神分裂症。这当中少不了临床医生的主观判断，但好在这种主观判断是可以被可靠评估的。

　　临床医生使用的精神疾病诊断指南主要是美国精神病学协会的《精神障碍诊断和统计手册》（简称 **DSM**）以及世界卫生组织的国际疾病分类（**ICD**）。这些指南会不时更新，以反映一些疾病的研究进展，或对这些疾病之间异同点的现代思考。每一个版本的更新，都会有诊断的修改、新增、删除或被其他诊断所替代。

　　新版本的 DSM（DSM-5）中，精神分裂症的诊断标准为至少应包括以下症状群中的两项或者更多：妄想、幻觉、言语紊乱、行为紊乱或有明显的紧张症行为以及阴性症状。其中两项中至少有一项必须是妄想、幻觉或言语紊乱，而诊断所需的第二种症状类型可以是剩余四个症状群的任何一个。DSM-5 关于妄想、幻觉或言语紊乱的现代诊断要求跟一个世纪前临床医生 Emil Kraepelin 首次描述的诊断标准保持了相似性。

　　Kraepelin 发现精神分裂症的特征是病程长且逐渐恶化，而这些也可以在现代标准中看到。DSM-5 中精神分裂症的诊断标准是症状至少持续 6 个月，且在此期间，必须表现出至少 1 个月的活跃期症状（如果治疗得当，活跃期症状可以少于 1 个月）。除此之外，诊断标准还包括患者在很长一段时间内出现社会功能或工作能力的退化。

　　最后，诊断要求患者的症状并非源自其他疾病，包括其他精神疾病：如双相情感障碍和重度抑郁症。如果患者出现明显的抑郁或躁狂，除非这些情绪问题继发于精神分裂症的活跃期或者与精神分裂症直接相关，否则将不能被诊断为精神分裂症。除了这些密切相关且容易混淆的精神疾病，还必须排除躯体疾病、物质影响和广泛性发育障碍。这些排除诊断十分必要，因为它们都有可能出现类似精神分裂症的体征和症状。

　　当这些诊断标准应用得当时，可以避免医生根据各自观察所下的推断，或者"最佳猜测"，同时提高不同临床医生对同一个患者的诊断一致性。需要注意的是，在这种诊断模式中，没有涉及对病因的判断。然而，下诊断的过程也并不是将诊断标准的条目生搬硬套，优秀的临床技能和临床经验也至关重要。对于像 DSM 中那样的结构化标准，临床判断还取决于患者是否存在诊断标准内特定的、定义明确的症状。因此，使用 DSM-5 中的结构化诊断标准并未降低对临床判断的需求，它只是把临床判断集中在病史采集上了。

精神分裂症的亚型

　　虽然 Kraepelin 最初将精神分裂症描述为一种单一疾病，但是后来他与同道们也都发现其实精神分裂症的表现方式有很多种。最开始，Kraepelin 区分了精神分裂症的青春期痴呆型、紧张型和偏执型，临床医生 Eugen Bleuler 后来又新增了一种叫做单纯型精神分裂症的亚型。早期版本的 DSM 使用术语"精神分裂性障碍"代替"精神分裂症"来描述这种疾病，就是强调了这种多样的临床表现。更新版本的 DSM 完善了精神分裂症的五种主要亚型：偏执型、紊乱型、紧张型、未分化型和残留型。而在最新版本的 DSM-5 中，亚型描述已被删除，因为研究表明这些亚型随着时间的推移并不稳定，且分型并不影响治疗方案，也与疾病结局无关。鉴于临床医生不再使用这些亚型，我们在此也仅作简要介绍。

　　偏执型精神分裂症的特征是执着于一种或多种妄想或者是有顽固性幻听。偏执型精神分裂症患者的妄想通常是迫害性的或夸大的，但也可能有其他妄想。很多时候，患者经历的幻觉与其妄想的性质有关。除了这些特征，患者还可能会产生持续的疑心，表现得紧张、有戒备心或冷漠到茫然甚至缄默的程度。虽然这种亚型的患者几乎总有妄想和幻觉，但也可能出现不同程度的其他临床特征，如敌意、攻击性甚至暴力，特别是当患者没能得到有效治疗时。偏执型患者仅表现出轻微的（如果有的话）

认知问题，并且他们预后良好的机会通常要大于其他精神分裂症亚型患者。

顾名思义，**紊乱型精神分裂症**的特点是言语紊乱、行为混乱、情感淡漠或不协调。精神分裂症紊乱型患者可能会有疑病抱怨和怪异的想法。他们通常表现出怪异行为并出现严重的社交退缩。患者可能有零碎的妄想或幻觉，但缺乏条理，也没有连贯的主题。紊乱型精神分裂症通常早发和突发，并且病程常常较长。

紧张型精神分裂症是以其不寻常的运动性障碍命名的。其严重的精神运动障碍包括违拗症、缄默症和木僵，甚至是危险的激动易怒状态。患者的运动和行为习惯变得刻板，他们可能出现极端的木僵，此时可观察到蜡样屈曲。一些紧张型精神病患者在极端木僵和兴奋之间迅速转换，对自己或他人构成不可预测的威胁。由于这些异常运动状态可持续很长一段时间，因此，紧张型精神分裂症患者可能会出现营养不良、感到精疲力尽或出现高热。虽然紧张型精神分裂症多年前很常见，但现在较为罕见。

如果满足所有的诊断标准，但临床表现不符合以上描述的三种亚型中的任何一种，则诊断为**未分化型精神分裂症**。

精神分裂症的残留型是指患者具有至少一次的精神分裂症发作史和残留症状，但没有活跃的精神病性症状。疾病中的"残留症状"有与阴性症状类似的，如情感钝化和社交退缩，或者是与阳性症状类似的，如不合逻辑的思维，行为古怪和思维散漫。就算还存在妄想和幻觉，其症状的严重程度也会相对轻微并且与之相关的情绪也会很少。

精神分裂症谱系

精神分裂症是一种非常棘手的疾病，它的症状多种多样。精神分裂症的**异质性**，或者说这种疾病在不同患者之间的多样性，描述起来甚是困难。除此之外，精神分裂症与各种躯体疾病及药物滥用引起的与精神病有相似性的症状，进一步妨碍了我们对精神分裂症的理解。在 20 世纪 60 年代，Seymour Kety 是最早提出精神分裂症的人之一，因为他完整地定义了精神分裂症是各种严重程度不一的精神障碍组成谱系中的一种疾病。通过将精神分裂症视为程度不同的疾病谱而非"全或无"的单一疾病，Kety 为精神分裂症建立了一个框架，在这当中，从完全健康的人到严重受损的患者，他们出现精神分裂症样症状的风险可能相差甚远。谱系概念在临床表现的层面上阐述了同时期精神分裂症的因果理论。在 Irving Gottesman 和 James Shields 首次提出的模型——**多因素多基因**（multifactorial polygenic，MFP）模型中，所有人都存在一定程度的潜在精神分裂症风险。在该模型中，患病风险程度取决于许多小的遗传及环境风险因素的累积。如果一个人所具有的风险因素数量超过某个阈值水平，那么此人将患上精神分裂症；如果未达到阈值水平，则不会患病，但可表现出较为轻微的精神分裂症样症状。如果个体没有遗传或环境风险因素，那么便不会出现任何精神分裂症谱系的患病迹象（图 3–1）。

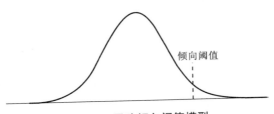

图 3–1　风险倾向阈值模型

这张图代表了精神分裂症风险在人群中的分布。在图的最左端，是我们中极少部分的、有着最低的精神分裂症风险的人。而大多数人（占分布中部的大部分）其实都有着中等程度的患病风险，但并未超过患病的风险阈值。而和最左端一样，分布在最右端的人也相对较少，但是这些人却有着最多的精神分裂症危险因素，一旦超过了发病倾向的临界阈值，就会患病。

人们发现精神分裂症患者的亲属也具有更高的精神疾病发病率，包括患上分裂情感障碍、精神分裂症样障碍、其他的精神病性障碍以及几种人格障碍，这些精神疾病的临床表现都和精神分裂症类似，但不严重。而 MFP 模型与这一发现相一致。其中的几种人格障碍包括：分裂型人格障碍、偏执型人格障碍和分裂样人格障碍。患有这些人格障碍的人并非精神病患者，但可表现出与精神分裂症的症状和体征相似但较为轻微的异常行为。

界定为精神分裂症谱系障碍有两项标准。首先，需要与精神分裂症有临床相似性。例如，偏执型人格障碍患者的猜疑不是妄想，而是类似于偏执型妄想。纳入精神分裂症谱系的第二个标准是，患这类疾病的患者在精神分裂症患者的家庭中比其他家庭更常见。这一观点是指精神分裂症患者的家庭成员具有"足够"的精神分裂症基因和环境风险因素，但患有谱系障碍者的家庭成员仅具有"轻度"的风险。

分裂情感障碍

根据 DSM-5 的诊断标准，分裂情感障碍与精神分裂症有许多共同症状，同时还具有异常高涨或低落情绪的症状。事实上，分裂情感障碍的诊断标准规定，患者必须具有精神分裂症的相同核心症状且必须存在妄想或幻觉；此外，在患病期间必须有一半以上的时间存在情绪障碍。因此，分裂情感障碍在临床上比任何其他疾病都更接近精神分裂症。在分裂情感障碍的两种亚型中，抑郁型被认为更接近精神分裂症谱系，而双相型被认为更接近双相情感障碍。然而，有证据表明这两种亚型都存在于包括精神分裂症在内的疾病谱系中，这表明精神分裂症和心境障碍之间的传统界限可能有些武断和不合理，现如今这已是一个重要的研究领域。

数十项基于家庭的遗传学研究（包括双生子和寄养子研究）发现，精神分裂症患者的生物学亲属（而非寄养亲属)中分裂情感障碍的患病率高于平均水平，这强调了精神分裂症和分裂情感障碍之间遗传关系的重要性。精神分裂症患者亲属中分裂情感障碍的患病率可能高达 9%，远远高于普通人群中的患病率(低于 1%)。

未特定的精神病性障碍

在实践中，常会遇到精神病患者不符合精神分裂症诊断标准或上述其他鉴别诊断类别的情况。这些患者中许多人将被诊断为未特定的精神病性障碍(NOS)，这是为他们保留的一个剩余类别。NOS 的病例有：与环境或生物事件有关的短暂精神病性发作、持续性幻听作为唯一症状的精神病、具有不寻常或者混乱的临床特征的精神病。一些被诊断为 NOS 的患者，随着病程进展，最终还是会被诊断为精神分裂症。

类精神分裂症障碍

符合精神分裂症诊断标准但仅表现出 1~6 个月症状的个体可能会被诊断为类精神分裂症障碍。由于类精神分裂症障碍患者符合精神分裂症的数个诊断标准，对这两种疾病作鉴别诊断较为困难。于是许多类精神分裂症障碍的诊断被标记成"短暂性的"，表示该患者目前仅有 1~6 个月的症状，但这些症状可能继续存在，从而最终被诊断为其他精神疾病，如精神分裂症。

分裂型人格障碍

在与精神分裂症有着类似临床特征的几种人格障碍中，分裂型人格障碍在诊断标准的共同数目和损伤程度方面最相似。这是因为分裂型人格障碍的诊断是基于社会和认知问题的出现，而这同时也是精神分裂症本身的诊断核心。事实上，分裂型人格障碍反映了精神分裂症的特征，但严重程度较轻。例如，牵连观念、怪异信念、奇幻思维、异常的知觉体验以及猜疑，这些分裂型人格障碍的特征表现其实都是偏执型精神分裂症中妄想和幻觉的轻微形式。同样地，这种人格障碍中的怪异思维、言语和行为也与紊乱型精神分裂症相似，但显然不及紊乱型精神分裂症中的严重。此外，分裂型人格存在的情绪障碍问题、没有亲密朋友以及社交焦虑很容易被认为是精神分裂症中社会功能障碍的轻微形式。

偏执型人格障碍

偏执型人格障碍的患者对他人有着持续的不信任和怀疑，他们常常认为他人抱有邪恶念头但却对此缺乏足够的依据。虽然偏执型人格障碍仅与精神分裂症共有这一组症状，但这些特征对于偏执型精神分裂症的诊断实在是至关重要；因此，将偏执型人格障碍纳入精神分裂症谱系障碍中是有必要的。

分裂样人格障碍

同样的道理，我们似乎也有充分的理由在精神分裂症谱系障碍中纳入分裂样人格障碍。因为分裂样人格障碍的主要临床特征是社交功能障碍，表现为社交关系缺陷和人际关系中情感表达能力受限。而这些症状与作为精神分裂症中的核心特征之一的社交功能障碍也是相似的（但更轻微）。

其他的非精神病性的精神分裂症谱系障碍也以同样的方法进行了研究，以确定它们与精神分裂症的家族聚集。一些研究表明，精神分裂症患者的某些亲属具有不良的人格特质：如人际关系缺陷、社交焦虑和情绪反应受限。少见的可能会出现轻微的思维障碍、猜疑、奇幻思维、错觉和感知觉问题。这种人格特征的组合也间接印证了精神分裂症患者的亲属中分裂型、分裂样和偏执型人格障碍的发病率较高的事实。其中，分裂型人格障碍与精神分裂症有着最强的家族聚集性，精神分裂症患者的亲属中此种人格障碍的发病率比对照组或一般人群的亲属高

1.5~5倍。此外，寄养子研究表明，分裂型人格障碍不仅与精神分裂症有家族关联，并且还有真正的遗传相关。

对偏执型和分裂样人格障碍的研究尚未发现其家族聚集性类似于精神分裂症的证据。事实上不止一项研究发现，与对照组相比，精神分裂症患者的一级亲属中偏执型人格障碍的发病率没有增加。分裂样人格障碍与精神分裂症的关系稍微强一些，但总体上它与精神分裂症家族性相关的证据仍然不足。这两种人格障碍与精神分裂症看起来很相似，但奇怪的是他们之间竟然没有表现出更强的遗传关系。

精神分裂与其他精神病性障碍的鉴别诊断

躯体疾病所致精神病性障碍

在通过临床检查、病史询问及实验室检查仔细排除任何可能的非精神病性躯体疾病后，才可作出精神分裂症的最终诊断。比如，与精神分裂症的症状类似的精神错乱在头部受伤的患者中更加常见，并且与特定脑区的创伤关系不大，任何类型的脑损伤都可能导致这些症状。其他的躯体疾病如颞叶癫痫，可以产生非常类似精神分裂症的症状。

药物所致精神病性障碍

在过去40年中，同普通人群一样，药物滥用在精神障碍患者中也变得更加普遍。由于许多合法和非法药物都可诱发类似于精神分裂症的症状，特别是精神病性症状，因此仅基于临床表现来进行鉴别诊断非常困难。虽然药物所致精神病性障碍与精神分裂症之间的差异很微妙，但在鉴别诊断标准方面已经取得了进展。例如，苯丙胺所致精神病可以通过明显的幻视和使用苯丙胺后思维障碍的相对缺乏，与偏执型精神分裂症进行区分。与精神分裂症相比，苯丙胺所致精神病也更容易导致体像扭曲。然而也有其他报告表明，苯丙胺所致精神病最常见的特征与精神分裂症无法区分，因此这仍然是值得研究和讨论的领域。

如同苯丙胺类药物，麦角酰二乙胺（LSD）所致精神病也可以根据幻视的增多而与精神分裂症相区分，同时还可根据神秘的先占观念和逻辑缺失进一步鉴别。在药物诱导的情况下，LSD所致精神病表现出更多的概念混淆和兴奋状态，而精神分裂症患者会有更多的运动迟缓和情感淡漠。然而，正如我们发现苯丙胺所致精神病和精神分裂症难以区分，一些研究人员也在质疑LSD所致精神病与精神分裂症之间鉴别要点的普适性。除此之外，人们还试图将解分离化合物苯环己哌啶（PCP）导致的精神病性症状与精神分裂症相鉴别，但同样结论不一。

对现有研究的全面回顾表明，药物所致精神病的典型病例与精神分裂症的典型病例不同，但两者中某些个体表现出的特征是相似的。因此，尽管许多研究人员做出了最大的努力，但很显然，单独依靠症状并不足以进行区分。特别是当用药史不可靠或有多种药物使用史时，仅仅通过临床特征就更加难以作出准确诊断了。而且，如果药物所致精神病发作病程长于药物作用的持续时间，上述标准的鉴别能力会更低。但如果患者的既往史无异常且精神病病程未超过药物作用的持续时间，则诊断为药物所致精神病较为合理。我们发现，在超过药物作用时间后出现精神病性症状的患者中，症状持续时间少于6个月的患者与长于6个月的患者相比，前者常常有更好的病前人格、更短的住院时间、更少的药物治疗需求以及更好的预后，同时他们的精神病家族遗传风险也会较低。因此，想要有效鉴别精神分裂症与药物所致精神病，还需要充分观察疾病的发展过程。

妄想性障碍

虽然妄想性障碍很罕见，但它很容易与偏执型精神分裂症相混淆，因此必须与这种精神分裂症亚型仔细鉴别。妄想性障碍包括一组综合征，其中妄想是关键的共有特征，但患者并不符合精神分裂症的诊断标准。妄想性障碍患者的妄想非常系统化且逻辑性强。在 DSM-5 之前的标准中，妄想性障碍被称为偏执性障碍，这种变化表明了诊断类别的发展，它将那些被害妄想和嫉妒妄想之外的妄想也纳入进来。在妄想性障碍和偏执型精神分裂症的鉴别诊断中，确定是否存在幻觉至关重要。妄想性障碍一般没有幻觉和妄想之外的阳性症状，但这些却恰恰是偏执型精神分裂症的特征性表现。可以与之进一步相区别的是，妄想性障碍患者的妄想通常较为合理且并不怪诞。

短暂精神病性障碍

短暂精神病性障碍的诊断适用于表现出精神分裂症典型症状的个体，但其持续时间很短。言语紊乱、行为紊乱、妄想或幻觉等症状是在近 1 个月以内出现的，才可以作出这种诊断。短暂精神病性障碍通常是由极度应激事件引起的，受此影响，患者出现了明显的情绪混乱或者神志不清。尽管症状持续时间很短，但这种情况可能导致患者出现认知受损、妄想以及由疾病施加的错误判断，从而使患者暴露在极大的受伤风险之中。短暂精神病性障碍的有些病例中，存在类似于精神分裂症前驱症状的人格障碍（即类似的但较为轻微的精神分裂症样症状），这也可能提示精神分裂症。此时，仔细分析患者的人格结构和观察临床过程将有助于鉴别。

共有型精神病

如果一个人表现出与另一个人之前出现过的妄想相似的妄想，则可诊断为共有型精神病。在许多共有型精神病患者中，这两个人关系密切，并且在这段关系中，第一个患病的人往往是二者中的主导。共有型精神病通常发生在两个人之间，这就是为什么这种疾病也被称为二联性精神病，但它们也可能发生在一个大群体的成员之间。

心境障碍

区分精神分裂症和具有精神病性症状的心境障碍可能是困难的。在许多躁狂症或抑郁症患者中可以看到幻觉和妄想，这些特征可能类似于精神分裂症。根据躁狂或抑郁发作的时间长短，这两种疾病在 DSM-5 中有所区别。因此，如果在疾病的活跃期和残留期中，与核心的精神分裂症性症状的出现时长相比，异常的情绪状态出现的时长并不短暂，则提示心境障碍。当然，弄清楚疾病过程中一组症状的相对持续时间可能较为困难。

超出上述标准时，为了帮助鉴别精神分裂症和心境障碍，临床医生可以检查患者幻觉和妄想的内容。如果这些精神病性症状符合个体的情绪状态，则提示心境障碍。例如，躁狂症患者通常以夸大妄想为特征，而抑郁的个体常有罪恶妄想。幻听的内容也可能体现情绪状态，如果患者表现出喜悦或绝望的情绪，则有助于进行鉴别。如果幻觉和妄想中的情绪特征并不明确，且根据其他标准诊断也不能诊断为精神分裂症或心境障碍，那么此时诊断为分裂情感性障碍是合适的。

减少对精神分裂症等精神疾病误诊的最有效方法是详细了解患者的所有相关信息，并且要认识到没有哪种临床症状可以完整地体现疾病的特征。如果经过详尽的临床访谈，患者的诊断仍不清楚，那么去采集一下患者的精神疾病家族史有时也会派上用场。虽然精神疾病家族史不是 DSM-5 诊断标准的一部分，但家庭、双生子、寄养子研究和分子遗传学研究表明，精神病患者中，有精神分裂症亲属的更容易患精神分裂症，而若其亲属患有躁狂或抑郁症，则其更容易患心境障碍。然而，最新研究表明，这两种疾病并非"纯种"，无论是患有精神分裂症还是心境障碍，都会增加患者家庭成员患上精神分裂症和心境障碍的风险。

精神分裂症和精神分裂症谱系障碍的诊断进展

DSM 新的修订版（DSM-5）于 2013 年完成，未来很长一段时间内可能都不会再有新版的 DSM。因此，当前的诊断结构将"暂停更新"一段时间。DSM-5 根据我们对精神分裂症和其他疾病的研究进展更新了手册，它还使得 DSM 标准更符合世界上其他地区使用的主要诊断和分类系统：即世界卫生组织（WHO）的 ICD 系统（ICD 目前已更新至第 10 版）。

DSM-5 中精神分裂症的诊断标准变化很大，其中最主要的是废除了精神分裂症的所有亚型。这一决定基于临床实践（提示亚型无用），以及更重要的是，亚型对治疗的指导作用微乎其微。在未来几年，临床医生和研究人员将着眼于更新 DSM-5 的诊断标准或重新定义诊断系统的整体结构。美国顶尖的公共心理健康研究机构（美国国家精神卫生研究所）正将谱系概念和行为维度从研究工作进一步推向临床应用。因此，DSM-5 已经纳入了几个维度量表用于评估几大方面症状的严重程度。对于精神病，DSM-5 推荐临床医生在以下几个方面评估受损严重程度：幻觉、妄想、紊乱、异常的精神运动行为、情绪表达受限和意志力缺乏、认知受损、抑郁和躁狂。

每个严重程度类别根据患者上 1 个月的情况以 4 分制进行评估。这些维度评级在进行诊断时作为附加信息，但疾病的最终诊断仍然是患病/未患病。随着有临床价值的评定量表和行为维度的研究持续推动，我们期望未来这些严重程度评估量表可以在某种程度上应用于精神分裂症的诊断。

具有重要意义的分水岭事件可能是在下一版 DSM 中

将纳入精神病风险诊断。这一类别曾在 DSM-5 中考虑过，但最终认为还未做好准备投入临床常规应用。该诊断将在个体表现出以下所有情况时给出：①经过完整的真实性检测，表现出不明显的妄想、幻觉或言语紊乱，但具有足够的严重性和/或发作频率；②过去 1 个月必须出现症状，平均频率至少每周发生一次；③症状必须是在近 1 年内开始或明显恶化；④症状对患者本人和（或）父母/监护人来说足够痛苦和失措，以至于使他们开始寻求帮助；⑤DSM-5 中的任何其他诊断都不能更好地解释这些症状，包括与药物滥用有关的疾病；⑥从未达到任何 DSM-5 精神病的临床标准。这一诊断标准将是对精神分裂症前驱症状具有临床意义和可行性的正式认可。建立精神病风险诊断将具有重要的个人和公共健康效益，因为将风险期或前驱状态确定为真正的临床状态可使患者更早地接受治疗，从而预防疾病的发生、降低严重程度以及带来更好的预后。

4

什么不是精神分裂症？

本章重点

- 尽管存在普遍误解，但精神分裂症不是"矛盾心理"（对某个问题有两种思想或两种观点），也并非"分裂人格""多重人格"或分离性身份障碍。
- 精神分裂症的某些症状可能导致其被误诊为其他疾病，如心境障碍或药物所致精神障碍，因此，仔细鉴别诊断对于指导治疗至关重要。

"精神分裂症"和"精神分裂"这两个词语在日常会话、文学和电影，甚至是热门新闻媒体中经常被滥用。它们对不同的人有着不同的意义，有时候是指一种心态、有时候是指一种人格或是精神疾病。例如，一个无法下定决心或者对某事爱恨交织的人，可能被错误地称为"精神分裂"（其实"矛盾"才是更合适的术语）。在某些文化中，特别是在过去，精神分裂症被视为"邪灵上身"甚至是宗教优势的标志。精神分裂症患者要么受到惩罚，要么因为他们的文化信仰而受到推崇。

现如今，最常见的误解是精神分裂症患者具有"分裂"的个性或多重人格。电影中的例子有《我、我自己和艾琳》（*Me, Myself, and Irene*），片中主角被诊断为"伴不自知自恋暴怒的晚期妄想性精神分裂症"，而她似乎更像是分离性身份障碍（以前称为多重人格）。即使是较为专业地描绘精神分裂症的电影也可能会出现一些错误，例如，我们之前提到的《美丽心灵》中对疾病的描述相对完善，但也在引导主角完成各种"任务"时过分夸大了幻视的作用。

"精神分裂症"这个词语的正确使用是将它当作一个诊断术语，用于明确的诊断标准定义的特定精神状态。正如我们在第 2 个问题所述，鉴别诊断非常关键；也就是说，需要确定患者的症状到底指向精神分裂症还是其他疾病。我们要认识到情绪失调（包括抑郁和躁狂）、妄想（特别是夸大妄想和罪恶妄想）、幻觉和紊乱实际上是否反映的是心境障碍、药物所致精神障碍、发育或神经障碍，这是至关重要的，因为每种疾病都有不同的治疗方法。此外，在确定患者的行为是否正常时，考虑文化背景也十分必要。

当我们使用结构化诊断标准恰当地定义精神分裂症，并且以正确的方式使用"精神分裂症"这个词时，对疾病的治疗、病程以及我们对病因的认识都有非常具体的意义。正确使用这个词可以提高公众意识，减少病耻感，并给患者带来更好的结局。但在日常对话或媒体中，我们会常见到诸如"疯狂""发疯""疯子""神经病"之类的词语，这使得精神分裂症患者在需要寻求帮助的时候常难以启齿。

疾病本身往往使患者感到害怕和孤独，而我们也知道，要想达到最好的治疗效果，患者最好是在症状出现后就应立即寻求治疗。所以我们都需要改善自己对精神分裂症患者的语言、态度和行为，特别是在前驱阶段。这将创造一种开放包容的文化氛围，患者在寻求帮助时不用担心被评判和感到耻辱，同时也可以减少疾病对患者及其亲属和社会的不良影响。

5

精神分裂症常见吗?

本章重点

- 国际研究表明,除少数例外,精神分裂症的患病率在世界范围内都是相似的,一般为 0.5%~0.8%。
- 在报告精神分裂症的比率时,"发病率"是估算近一年的新发病例;"患病率"则是将短期内的新旧病例都算进去。
- 精神分裂症的终生患病风险约为 1%,这意味着每 100 人中就有 1 人在其一生中会患上精神分裂症。

如何解读科学研究结果

到目前为止,我们已经阐述了精神分裂症的普遍定义,即它是什么和它不是什么,并且介绍了相关的检测和诊断方法。在本小节问题及之后的小节问题中,我们将继续介绍有关精神分裂症病因、治疗和结局的科学研究。由于研究使用的方法或研究对象类型的差异,以及测量的随机误差,这些研究有时会得出不同的结果,但这是完全正常的。

那么,在不同研究得出不同结果的情况下,我们如何得到确定的结论呢?作为只为求真的科学家和作者,我们的方法是始终依据更优证据,或者综合所有证据得出最佳结论。因此,当我们推动研究向前发展时,将基于已有的最大型研究来提出我们的主张，因为大型研究的结果通常比小型研究更加可靠。同时，我们将尽可能地使用被称为"Meta分析(也就是荟萃分析)"的正式统计学方法，将其他所有研究结果汇总进行分析。故我们不会将两项或多项研究的结果进行对比，而是让读者了解所有研究汇总后的综合结果。但是，在有些情况下，对比研究也有其意义，因为每项研究都会告诉我们一些独有的重要结果，我们将在需要时及时指出这一点。

流行病学原理

在本节中，我们将介绍精神分裂症的流行病学。**流行病学**是研究疾病在人群中的分布和决定因素以及在家族中传递的一门分支科学。社会疾病负担的两个重要流行病学指标是**患病率**和**发病率**。精神分裂症的患病率(即人群中的患者数)在30个不同的国家中至少进行过60次估测(表5-1)。即使样本之间有文化差异，研究中使用的方法和抽样时间都存在不同，但这些研究得到的患病率估计值非常一致。这些结果表明，精神分裂症并非出现在某种特定类型的文化中，且该疾病的患病率在东西方国家之间或发达国家与欠发达国家之间没有太大差异。精神分裂症患病率的最低估计值在加纳：抽样的每1000人中有0.6例；最高患病率在瑞典：一个样本中每1000人中有17.0例。这种异常高的患病率可能是由于环境因素造成的。该样本来自于瑞典北部的一个独立区，远离于该国其他地区，人口稀少且社交刺激有限。有人提出，这种环境可能助长了许多精神分裂症患者喜欢的孤立生活方式。

表 5-1 精神分裂症的点患病率			
研究	国家/地区		患病率/‰
Brugger（1931）	德国		2.4
Brugger（1933）	德国		2.2
Klemperer（1933）	德国		10.0
Strömgren（1935）	丹麦		3.3
Lemkao（1936）	美国		2.9
Roth and Luton（1938）	美国		1.7
Brugger（1938）	德国		2.3
Lin（1946—1948）	中国		2.1
Mayer-Gross（1948）	英国（苏格兰）		4.2
Bremer（1951）	挪威		4.4
Böök（1953）	瑞典		9.5
Larson（1954）	瑞典		4.6
National Survey（1954）	日本		2.3
Essen-Möller（1956）	瑞典		6.7
Yoo（1961）	韩国		3.8
Juel-Nielsen（1962）	丹麦		1.5
Ivanys（1963）	捷克斯洛伐克		1.7
Krasik（1965）	苏联		3.1
Hagnell（1966）	瑞典		4.5
Wing（1967）	英国	英格兰	4.4
		苏格兰	2.5
	美国		7.0
Lin（1969）	中国台湾		1.4
Jayasundera（1969）	斯里兰卡		3.2
Kato（1969）	日本		2.3
Dube（1970）	印度		3.7

研究	国家/地区		患病率/‰
Roy（1970）	加拿大	印第安人	5.7
		非印第安人	1.6
Crocetti（1971）	里耶卡		7.3
	萨格勒布		4.2
Kulcar（1971）	卢温		7.4
	锡尼-特罗吉尔		2.9
Bash（1972）	伊朗		2.1
Zharikov（1972）	苏联		5.1
Babigian（1975）	美国		4.7
Temkov（1975）	保加利亚		2.8
Rotstein（1977）	苏联		3.8
Nielsen（1977）	丹麦		2.7
Ouspenskaya（1978）	苏联		5.3
Böök（1978）	瑞典		17.0
Lehtinen（1978）	芬兰		15.0
Wijesinghe（1978）	斯里兰卡		5.6
Weissman（1980）	美国		4.0
Hafner（1980）	德国		1.2
Walsh（1980）	爱尔兰		8.3
Rin（1982）	中国台湾		0.9
Sikanartey（1984）	加纳		0.6
Meyers（1984）	美国	纽黑文	11.0
		巴尔的摩	10.0
		圣路易斯	6.0
Von Korff（1985）	巴尔的摩		6.0
Hwu（1989）	中国台湾		2.4
Astrup（1989）	挪威		7.3

研究	国家/地区	患病率/‰
Bøjholm（1989）	丹麦	3.3
Lee（1990）	韩国	3.1
Stefánsson（1991）	冰岛	3.0
Youssef（1991）	爱尔兰	3.3
Chen（1993）	中国	1.3
de Salvia（1993）	意大利	1.4
Kendler（1994）	爱尔兰	5.3
Jeffreys（1997）	英国	5.1
Myles−Worsley（1999）	帕劳	19.9
Waldo（1999）	密克罗尼西亚	6.8
Kebede（1999）	埃塞俄比亚	7.1
Nimgaonkar（2000）	加拿大	1.2
Jablensky（2000）	澳大利亚	4.5
Chan（2015）	中国（城市）	8.3
	中国（农村）	5.0
Binnbay（2016）	土耳其	3.6

　　如表 5-2 所示，精神分裂症的终生风险估计为 0.3%～2.7%，平均值低于 1.0%，这一估值再次得到了最近汇总研究的支持，该研究发现终生患病率为 0.5%。因此，根据人口患病率的最佳估计，可以预期每 100～200 个人中就有 1 个人会在他们生命中的某个时刻患上精神分裂症。

　　了解精神分裂症的发病率也是非常有用的，精神分裂症发病率是指在特定时期内发生的新发病患者的数量。在 10 个不同的国家中，精神分裂症发病率估计值从最低每 1000 人 0.10 例到最高每 1000 人 0.69 例，平均发病率则是每 1000 人中 0.35 例（表 5-3）。根据这些发病率估计值，终生患病率似乎低于预期，这是因为这种疾病通常是慢性病。而这种差异可能是源自精神分裂症的另外两个特征：一是有一些患者康复了；二是精神分裂症患者的早期死亡概率和普通人群相比增加了200%。

在各研究中，精神分裂症的终生风险率较患病率或发病率的变化更多。这种可变性增加可能是由于计算方法的差异。患病率、发病率和终生风险率的差异凸显了正确使用这些术语的重要性。正如我们所讨论的，其实在一个人的一生中患精神分裂症的风险，要远远高于该疾病的发病率或患病率。

表 5-2　精神分裂症的终生患病率

研究	国家/地区	终生患病率/‰
Hagnell（1966）	瑞典	14.0
Brugger（1931）	德国	3.8
Brugger（1933）	德国	4.1
Klemperer（1933）	德国	14.0
Brugger（1938）	德国	3.6
Strömgren（1938）	丹麦	5.8
Ødegard（1946）	挪威	18.7
Fremming（1947）	丹麦	9.0
Böök（1953）	瑞典	26.6
Sjögren（1954）	瑞典	16.0
Helgason（1964）	冰岛	8.0
Helgason（1977）	冰岛	4.9
Böök（1978）	瑞典	24.8
Robins（1984）	美国	19.0
—	纽黑文	19.0

续表 5-2

研究	国家/地区	终生患病率/‰
—	巴尔的摩	16.0
—	圣路易斯	10.0
Widerlov（1989）	丹麦	37.0
Hwu（1989）	中国台湾	2.6
Lehtinen（1990）	芬兰	13.0
Youssef（1991）	爱尔兰	6.4
Bijl（1998）	荷兰	4.0
Thavichachart（2001）	泰国	13.0
Binbay（2016）	土耳其	9.8

根据 WHO 的最新数据，在任一时间点，全世界都有大约 2100 万人患有精神分裂症，而如果将其一生中的所有时间点都算进去，那将有多达 5100 万人患病。虽然精神分裂症不是导致死亡的主要原因，但它是造成中度至重度残疾的十大疾病之一。全球有 1670 万人因此残疾，其中大多数（65%）人的年龄在 60 岁以下。而意料之中的是，在低收入或中等收入的国家（根据 WHO 定义，即人均国民总收入<10066 美元）中，这一比例高达 84%。

表 5-3　精神分裂症的发病率

研究	国家/地区	新发病例数/‰
Ødegaard（1946）	挪威	0.24
Hollingshead（1958）	美国	0.30
Norris（1959）	英国	0.17
Jaco（1960）	美国	0.35
Dunham（1965）	美国	0.52

表5-3 精神分裂症的发病率		
研究	国家/地区	新发病例数/‰
Warthen（1967）	美国	0.70
Adelstein（1968）	英国	0.26-0.35
Walsh（1969）	爱尔兰	0.46-0.57
Hafner（1970）	德国	0.54
Lieberman（1974）	苏联	0.19-0.20
Hailey（1974）	英国	0.10-0.14
Babigian（1975）	美国	0.69
Nielsen（1976）	丹麦	0.20
Helgason（1977）	冰岛	0.27
Krupinski（1983）	澳大利亚	0.18
Folnegovic（1990）	克罗地亚	0.22
Youssef（1991）	爱尔兰	0.16
Jablensky（1992）	哥伦比亚	0.09
Folnegovic（1990）	克罗地亚	0.22
Jablensky（1992）	美国	0.12
Jablensky（1992）	美国	0.13
Jablensky（1992）	英国	0.19
Jablensky（1992）	俄罗斯	0.15
Jablensky（1992）	尼日利亚	0.11
Jablensky（1992）	日本	0.16
Jablensky（1992）	爱尔兰	0.16
Jablensky（1992）	印度	0.25
Jablensky（1992）	丹麦	0.13
Jablensky（1992）	捷克斯洛伐克	0.08
Nicole（1992）	加拿大	0.20
McNaught（1997）	英国	0.21

表 5-3	精神分裂症的发病率	
研究	国家/地区	新发病例数/‰
Preti（2000）	意大利	0.88
Rajkumar（1993）	印度	0.41
Mahy（1999）	巴巴多斯	0.32
Hickling（1991）	牙买加	0.24
Svedberg（2001）	瑞典	0.17
Hanoeman（2002）	苏里南	0.16
Tortelli（2015）	英国（英格兰）	0.12

为了让人们了解精神分裂症的疾病负担，WHO 专门设置了指标——伤残调整生命年（DALY），意为"个体由于死亡或者残疾所丧失的'健康'生命的年数"。根据这一指标发现，低收入和中等收入国家承担了更重的精神分裂症负担，在这些国家中，精神分裂症对 91% 的健康生命年数的丧失负有责任。

6

精神分裂症会遗传吗?

本章重点

- 精神分裂症有家族遗传性。精神分裂症患者的兄弟姐妹和子女的终生患病风险为 4% ~ 14%，比普通人群的患病风险高出约 10 倍。

- 同卵双胞胎来自同一受精卵，而异卵双胞胎来自同一时间的不同受精卵。因此，同卵双胞胎的遗传基因 100% 相同，而异卵双胞胎仅有 50% 相同。如果一对双胞胎中一人患有精神分裂症，另一人患病的可能性是同卵双胞胎为 53%，异卵双胞胎为 15%。这一发现表明，精神分裂症并非完全的遗传疾病，只是具有很强的遗传性。

- 寄养子研究表明，精神分裂症的风险会传给患者的生物学亲属，而非寄养亲属，这表明精神分裂症的家族性是源自基因而非教养不良。

- 人们已经发现许多精神分裂症的风险基因，但大多数致病基因仍是未知的。

从 20 世纪上半叶在欧洲进行的家族研究中，我们已经发现了精神分裂症的家族遗传性。这些研究发现精神分裂症患者的父母和兄弟姐妹的患病风险为 4% ~ 14%——其平均值大约是普通人群的 10 倍。精神分裂症患者子女的患病风险为 12%，几乎是普通人群的 15 倍。当父母双方都患有精神分裂症时，风险增加到约 40%。患者的叔叔和姨妈、侄子和侄女、孙子、孙女以及同父异母的兄弟姐妹的患病风险则约为普通人群的 3 倍，其患病风险远低于直系亲属。总的来说，这些开创性的研究表明，一个人与精神分裂症患者的血缘关系越近，患病风险就越高（图 6-1）。

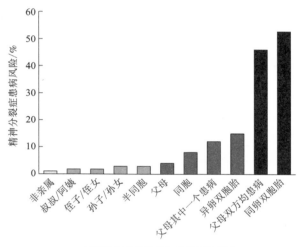

与精神分裂症患病个体的亲缘关系

图 6-1　精神分裂症患病风险与患病个体的亲缘关系

纵轴代表患精神分裂症可能性的百分比，横轴代表与精神分裂症个体的亲缘关系。图的最左边，是与精神分裂症患者没有已知亲缘关系的人，他们的患病风险与疾病的患病率是一样的：也就是大约 1%。接下来的 4 个浅灰色条带，是精神分裂症患者二级亲属（和患者有 25% 的共同基因）的患病风险，为 2%~4%。再接下来的 4 个深灰色条带，是精神分裂症患者一级亲属（和患者有 50% 的共同基因）的患病风险，为 4%~14%。而最后的两个黑色条带，也是精神分裂症患者一级亲属的患病风险（但这里的一级亲属仅包括那些和患者基因完全一致的人），其风险是 45%~55%。

研究方法和诊断定义以及更加准确的现代研究也发现精神分裂症具有家族性。然而，现代研究发现的风险估计值要略低于早期研究。例如，在爱荷华州的一项大型家族研究中，Tsuang（即庄明哲教授，本书作者之一）及其团队发现精神分裂症患者的兄弟姐妹的患病风险约为3%，其风险水平是普通人患病风险的5倍。其他现代研究也发现了类似的结果。精神分裂症的诊断进步是造成这些估计差异的主要原因：欧洲的早期研究通常使用较为广泛的疾病定义，而现代研究则依据严格的诊断标准。实际上，现代研究人员已经发现，当非典型病例也被纳入精神分裂症的诊断定义时，现代研究的精神分裂症家族风险水平与早期欧洲研究中的结果是类似的。换句话说，精神分裂症家族风险的评估很大程度受影响于我们对疾病的定义有多广泛，以及是否纳入非典型病例和相关谱系障碍。

尽管这些家族史表明精神分裂症具有遗传性，但家族成员共享同样的环境条件也可以解释这一结果。比如，有些具有家族性的特征：如眼睛的颜色是由基因决定的；而其他特征，如使用的语言是源自学习而非基因。因此，为了区分遗传和环境因素，我们需要进行双生子和寄养子研究。

双生子研究

双胞胎有两种类型：同卵双胞胎和异卵双胞胎。

同卵双胞胎来自同一个受精卵，它们具有完全相同的基因组。异卵双胞胎来自两个不同的受精卵，因此他们只有一半的基因相同，就像同时出生的普通兄弟姐妹。在双胞胎中，如果两个人都患有精神分裂症，则称做精神分裂症同病；如果其中一个患有精神分裂症而另一个未患病，那么被称为不同病。

一方面，如果精神分裂症仅归因于基因，则同卵双胞胎的患病一致率为100%，异卵双胞胎的患病一致率为50%。然而，即使精神分裂症仅有部分遗传性（和部分环境性），在两种双胞胎的同病率上也会有所体现。例如，如果我们发现同卵双胞胎中精神分裂症的同病率高于异卵双胞胎，这至少能表明该疾病中基因有发挥一定的作用。另一方面，如果精神分裂症完全归因于环境因素，那么同卵和异卵双胞胎的同病率就应该不会有差别，因为这两种类型的双胞胎有着同样的环境。

综合来自世界不同地区的双生子研究结果，我们发现同卵双胞胎的同病率约为 53%，异卵双胞胎的同病率为 15%。这一发现表明，精神分裂症必受遗传因素影响；事实上，对双生子研究的 Meta 分析估计，精神分裂症的风险有 81% 是由基因引起的。而同卵双胞胎的同病率不是 100% 这一事实也表明，精神分裂症不仅仅是一种遗传性疾病，环境因素在其中也起着一定的作用。

双生子研究的结果清晰明了，但这些研究也受到了一些批评，因为作为双胞胎被养育成人可能会混淆他们的自我认同，特别是在同一对双胞胎中，彼此很容易被互相误认。然而，如果自我认同的紊乱会导致同卵双胞胎的同病率更高，那么我们应该会发现双胞胎这个人群的精神分裂症患病风险高于一般人群。由于没有观察到如此高的患病率，我们认为自我认同的紊乱不会导致双胞胎患精神分裂症。

同卵双胞胎同病率高于异卵双胞胎的另一个解释是他们暴露于相同的环境风险因素。通过观察在出生时分离并在不同环境中成长的双胞胎，我们已经对这个假设进行了验证。分开抚养的同卵双胞胎如果仍然有着高同病率，则不支持相同环境因素导致更高同病率的这一假设。据报道，超过一半的这种同卵双胞胎具有精神分裂症同病性，这进一步支持了基因解释。

尽管双生子研究有着方法学的限制，但总的来说研究确实证明了精神分裂症受强有力的遗传因素影响，同时也表明环境因素在其中起到了一定的作用。

寄养子研究

关于精神分裂症中遗传因素的作用的更多证据来自

于寄养子研究。在 20 世纪 60 年代，美国和丹麦首先开展了寄养子研究。在美国，Leonard Heston 博士研究了俄勒冈州的 47 名儿童，这些儿童在出生后 3 天内即与患有精神分裂症的亲生母亲分开，然后由和他们没有血缘关系的养父母抚养长大。同时，他还研究了由 50 名个体组成的对照组，他们也是被收养的，但是他们的生母未曾患过精神分裂症。这项研究是为了观察精神分裂症母亲所生的孩子是否比未患病母亲所生的孩子更容易患精神分裂症。它设计的巧妙之处在于，任何研究对象都没有长时间与其亲生母亲或任何其他生物学亲属相处。如果是遗传因素导致精神分裂症，那么无论被谁养育，精神分裂症母亲的亲生孩子都应该有更高的精神分裂症风险。相反，如果养育关系（即环境因素）导致精神分裂症，那么将孩子与患有精神分裂症的父母分开则应该可以防止他们患上精神分裂症。Heston 博士的研究结果很明确：即精神分裂症患者的孩子中有 5 名孩子患病，但在未患病母亲的孩子中无人患病。这给了我们一个令人信服的证据，证明精神分裂症中遗传因素的确发挥巨大作用。

　　丹麦建立了优秀的国家医学数据库，来自美国国立精神卫生研究所的 Seymour Kety 博士和他的团队同来自丹麦的 Fini Schulsinger 博士一起开展了精神分裂症的寄养子研究。在大哥本哈根地区，1923—1947 年期间共有 5500 名儿童离开他们的亲生父母而被收养。在这些儿童中，33名后来患上精神分裂症的儿童与 33 名未患病的对照者一起被研究。为了避免误差，团队成员研究了这些被收养者的生物学亲属，但并不知道他们是否来自于精神分裂症患者的家庭。

　　Kety 和 Schulsinger 博士发现精神分裂症患者中 21%的生物学亲属也患有精神分裂症或相关疾病，而未患病被收养者的生物学亲属中只有 11%患病。他们发现，患病或者未患精神分裂的被收养者的收养亲属之间，精神分裂症发病率没有差异。这些发现为精神分裂症的遗传基础提供了额外的有力证据。

该丹麦研究的其中一个部分与美国 Heston 博士的研究相似。他们都是将出生于精神分裂症患者家庭但由未患病家庭抚养的孩子与正常父母所生和被养父母抚养的孩子进行比较。符合该疾病的遗传理论的是，前一组中有32%发现患有精神分裂症和相关疾病，但后一组中只有 18%。

这些寄养子研究表明，即使孩子由健康父母抚养，患精神分裂症的亲生父母仍会将患病风险传给孩子。这表明，生物学和遗传关系会影响精神分裂症的患病风险，而养育子女的行为本身不会导致精神分裂症。幸运的是，丹麦的样本给出了直接研究精神分裂症父母抚养与疾病发生的关系的机会。这种直接研究是可能的，因为丹麦的研究纳入了一些由正常父母所生但被患病的养父母所抚养的样本人群。如果被患病父母抚养导致疾病发生，那么这些人应该比普通人更容易患病。但研究小组发现结果与此观点相反，由患病父母抚养并不会导致无精神分裂症遗传风险的儿童患病。

寄养子研究的结果再一次强调了遗传因素（而非环境因素）是精神分裂症具有家族性的主要原因。但是这些研究仍然存在一些局限性：尽管美国和丹麦的研究人员试图将遗传因素和环境因素分开，但无法完全成功。Kety 博士指出，即使被收养的孩子出生后很快就与亲生母亲分开，但他们在母亲的子宫中度过了 9 个月，出生后也难以避免和母亲待上一小段时间。而在此期间，母亲可能已经向孩子传播了一些非遗传性生物或社会心理因素，这些因素可能在多年后导致精神分裂症的发生。

什么因素可能导致这种延迟发病呢？一个可能原因是慢性病毒的感染，病毒在被某些生理和心理社会条件触发之前可能常年处于休眠状态。如果一个母亲携带有这种病毒，她就可通过子宫将其传染给她的孩子。目前尚未发现这种慢性病毒，但来自家族、双生子和寄养子研究的数据并不能排除这种病毒存在的可能性。

幸运的是，丹麦的研究还检验了子宫内因素是否可解释他们的寄养子研究结果。他们研究了一组未暴露于同一子宫环境的血亲，即患精神分裂症的寄养子的同父异母的兄弟姐妹。Kety 博士及其团队发现，精神分裂症患者同父异母的兄弟姐妹中 63 人有 8 人（12.7%）患病，而健康人同父异母的兄弟姐妹中 64 人只有 1 人（1.6%）患精神分裂症。因为他们有着不同的母亲，所以这些结果不能通过子宫内因素来解释。事实上，精神分裂症患者的同父异母兄弟姐妹患病率高于对照组，这为精神分裂症的遗传基础提供了最可靠的证据。

丹麦的寄养子研究结果后来在另一个丹麦样本中被再次证实。于是，丹麦与美国的寄养子研究以及之后的其他研究，一起为了解精神分裂症在家族中的遗传风险做出了巨大的努力。

遗传机制

虽然家族、双生子和寄养子研究表明基因至少是精神分裂症的病因之一，但科学家们始终难以找出其遗传机制：即具体致病基因是什么、它们如何被传递以及它们如何协同工作。这其中有几种可能性：一种极端情况是精神分裂症由单个基因导致；另一个极端情况，则是"安娜·卡列尼娜现象"——正如托尔斯泰在小说开头所写："幸福的家庭都是相似的；不幸的家庭则各有各的不幸。"也就是说，每个精神分裂症患者可能都有一个独特的"个人病因"，那么有多少人患病就有多少种致病基因和疾病类型。在这两种极端情况之间，还有一种可能是许多致病基因互相组合，并与环境相互作用，最后导致患病。

我们的基因和由这些基因所决定的性状，都是根据生物学规律进行传递的。根据这些规律，就能有一个数学模型来预测家族中的患病模式。因此，我们有可能利用家族、双生子和寄养子研究来进行检验，精神分裂症的致病基因到底是一个、几个还是很多基因。然而遗憾的是，根据精神分裂症家族研究数据来建立数学遗传模型的尝试并未给出明确的结果。一些研究认为致病基因是单个基因，但大多数的其他研究发现需要许多基因来解释大部分的精神分裂症在家族中的传递模式。

　　研究囊性纤维化和亨廷顿舞蹈病等疾病的科学家已经证明，有些疾病是有可能找到单个致病基因的。我们称这些疾病为单纯或孟德尔遗传病，因为它们的遗传方式与19世纪格雷戈尔·孟德尔所研究的豌豆植物性状的遗传方式相同。这些疾病和许多其他疾病一样，其家族传递模式都严格遵循着单基因遗传规律。但与之相反，精神分裂症的遗传方式是未知的，并且不符合单基因疾病的遗传规律。在这种情况下，我们认为它的遗传方式是复杂的。现代的关联分析方法能够准确地找到大量相关基因，即使某些基因对患病风险的影响很小，但只要这些小的影响在个体中是一致的和可靠的，那么关联分析都可以将它们找出来（图6-2）。

关联研究

　　在21世纪早期，实验技术的发展到达了一个里程碑，我们开始可以利用一种被称为**全基因组关联分析**（GWAS）的方法，来直接检测与疾病相关的基因组中的所有成分。

　　基因组是指DNA的所有单独片段，它使我们同为一个物种但又拥有个体差异。我们的基因组由23对"染色体"上的大约60亿个"DNA碱基对"组成；每对染色体中有一条遗传自母亲，另一条遗传自父亲。对于基因组中位于同一位点或"基因座"上，控制同一性状不同形态的DNA称为等位基因，而在同一位点的两个等位基因（一个来自母亲，另一个来自父亲）的组合称为基因型（图6-3）。

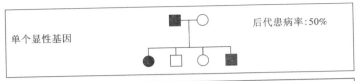

单个显性基因　　　　　　　　　后代患病率：50%

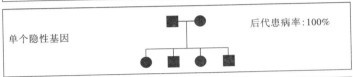

单个隐性基因　　　　　　　　　后代患病率：100%

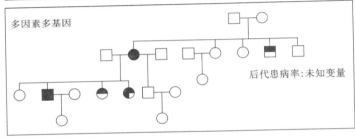

多因素多基因

后代患病率：未知变量

图 6-2　基因的遗传模式

基因影响着大多数的人类特征(当然包括许多疾病)。基因可以通过多种方式影响甚至导致某些性状和疾病。就单个"显性"基因就能导致疾病的情况而言(最上框的图)，当父亲拥有导致疾病的基因(和疾病本身)，而母亲没有时，则每个孩子与患病的父母拥有相同或不同的基因和疾病的概率都是50%。而就单个"隐性基因"就能导致疾病的情况而言(中间框的图)，当父母双方都具有引起疾病的基因(和疾病)的时候，那么他们所有的孩子也都会有这种基因和疾病。但如果疾病是由许多基因的综合效应以及环境效应共同引起的(也就是在最底部的框中被称为"多因素多基因"遗传模式的图)，那么大量与疾病相关的风险基因会总将其中的一部分传递给个体，并且这些风险基因会以各种各样的组合形式出现。由于在任何一个个体中，足够的风险基因和环境因素的融合可能是随机的，这就使得疾病在家族的传递变得不可预测。祖先中患病多的家族比其他家族更可能拥有更多的患病后代，但是即使在受影响严重的家族中，许多人也不会受到影响，或者只是部分受到影响。同样，即使没有该病的家族史，疾病也可能在这些家族的后代中出现。受精神分裂症影响的大多数家庭没有显示出与显性或隐性基因一致的遗传模式，而是多因素多基因。注意：正方形代表男性，圆圈代表女性；黑色填充表示患病，白色填充表示未患病，部分填充表示疾病的部分形式，如谱系疾病；家系图中越往上辈分越高。

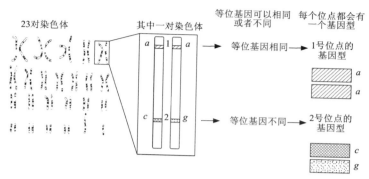

图6-3 染色体、基因、等位基因

我们在 23 对染色体中找出 1 对染色体，在这对染色体中，我们可以进一步分析并找出它们的等位基因是相同还是不同。比如在这张图中，我们可以看到：1 号位点的基因型，其等位基因是相同的。但是，2 号位点的基因型，其等位基因是不同的。

　　如果某对等位基因中的一个基因会增加精神分裂症的患病风险，那么与正常个体相比，精神分裂症患者应该会具有更多的这种风险基因。这类研究通常是通过将一组没有血缘关系的精神分裂症患者与一组健康人群进行比较来完成的，其中健康对照应在其他所有的方面与精神分裂症患者相似。在这种"病例—对照关联研究"中，我们计算在精神分裂症患者中所发现的每种风险等位基因的数量，并将之与健康对照人群进行对比。利用简单的统计检验即可确定这种遗传变异是否在精神分裂症患者中更为常见。如果发现两组人群的差异确实存在，我们将患者中更多见的那些遗传变异称为风险变异。以家庭研究为例，关联研究找的就是精神分裂症患者会从父母处更多地遗传这些风险变异的证据，哪怕相关等位基因的风险变异和正常变异同时存在于父母的基因，且二者遗传概率相等。

　　现在已经有许多科学家们使用了 GWAS 来寻找精神分裂症的风险基因。由于 GWAS 的结果简明易懂，有利于不同的研究团队将他们的研究结果整合，从而更准确地了解精神分裂症的遗传机制。世界上最大的精神分裂症遗传学研究团队（作者也在其中），被称做精神病基因组学联盟（PGC）。我们和来自世界各地的其他团队利用Meta分析将GWAS结果汇总在一起，以得出对精神分裂症风险基因的最佳预测。经过几十年的努力，研究人员们最终在基因组中找到了大量（约250个）风险基因区域。结果显示，我们的DNA中并非仅有一个或几个集中区域存在这些风险基因，这些位点广泛分布在我们的23对染色体上。虽然这250个风险区域的发现标志着精神分裂症研究的重要转折点，但它们也仅仅表明了是哪一区域存在精神分裂症风险基因，并未指出基因的确切位置。因此，通过GWAS识别风险区域只是了解精神分裂症遗传机制的第一个关键步骤，但我们可以利用这些发现开发更好的诊断测试或改进治疗方案。

当我们找出精神分裂症的所有风险基因时，我们就可以很大程度地解释其遗传机制（但回想一下上文的内容，精神分裂症并非完全由遗传所致；环境因素也起着GWAS无法预测的作用）。

如此一来，双生子研究告诉我们有60%~85%的精神分裂症患病风险是遗传的，而GWAS告诉我们大约20%的风险已被发现并存在于基因中。

每一个风险基因使得个体的患病风险在基础风险上最多增加约10%。因此，如果精神分裂症的人群患病风险大约为1%，那么任何确定的风险基因变异可能会使患病风险增加到1.1%。就其本身而言，没有任何单一的风险基因变异足以引起精神分裂症，而实际上我们每个人都携带许多风险变异。但许多风险基因和环境风险因素相结合，则最终可能导致精神分裂症。

科学家们仍在努力弄清楚为什么60%~85%的可遗传的精神分裂症风险与20%的基因风险之间存在如此大的

差距。一个可能性是：这种"缺失的遗传效度"可以被基因之间的相互作用以及基因与环境的相互作用所进一步削弱。除此之外，精神分裂症的某些患病风险可能也并非仅仅来自基因组序列的微小变化（如 GWAS 发现的变化），也可能是来自 DNA 的结构性变化。

拷贝数变异

讽刺的是，GWAS 这种旨在简化寻找精神分裂症遗传风险因素的方法，实际上只能揭示人类基因组的复杂程度以及在这种疾病中各种不同的遗传机制如何运作。其中一种基因组的复杂性是 DNA 的大片插入或缺失，即拷贝数变异（CNV）。CNV 非常罕见，但在患患者群中比健康人群更常见。此外，精神分裂症中插入或缺失的基因片段在不同患者中差异很大，这再一次揭示了精神分裂症遗传途径的多变。除了非常罕见，这些基因的大量插入或缺失本身并不会导致普通人群的高患病风险。但是，对于那些第 22 条染色体大部分缺失或第 16 条染色体大部分重复的个体，其患病风险却有着显著增加（比一般染色体变异的风险高出 2～10 倍）。相比 GWAS 发现的风险区域，CNV 的发现具有一大优势，即 CNV 能确切地告诉我们精神分裂症患者的 DNA 变异是什么，这有助于我们理解该疾病的生物学规律。但对于 GWAS，我们则需要做更多工作来确定其生物学意义。

精神分裂症风险基因的生物学

尽管现在说 GWAS 已经"解决"了精神分裂症的遗传和生物学谜团还为时尚早，但它已开始为我们提供疾病相关的生物学特征的线索。如果我们观察 GWAS 发现的那些最强的风险基因，我们就能发现，它们的生物学功能并不是随机的。精神分裂症的单个最强风险区域在6号染色体上一个被称为主要组织相容性复合体（MHC）的区域以内。MHC包含许多基因，这些基因指导我们的身体识别和保护自己免受外来分子（如病毒）的伤害。对MHC的研究表明，一种名为C4A的基因是精神分裂症风险基因，C4A编码补体4A蛋白，它可以在一定程度上解释GWAS的发现。

　　这一发现非常另人震惊，与精神分裂症遗传风险相关性最强的生物系统竟然是免疫系统，这一发现正在改变我们对免疫相关基因作用的理解。例如，除了协调免疫系统反应，最近发现C4A在脑细胞或神经元的早期发育以及成熟的过程中发挥作用。除了免疫系统和神经元发育，精神分裂症的风险基因也影响多巴胺神经元。这一点十分重要，因为针对精神分裂症阳性症状的药物也与多巴胺神经元有相互作用。此外，精神分裂症风险基因还会影响被称做细胞粘附的生物学过程，它主要是控制细胞如何与其他细胞连接。再者，精神分裂症风险基因通常参与钙离子的转运，这是一种将钙离子移入和移出细胞以调节其电能的过程。总之，尽管精神分裂症的基因在基因组中广泛分布，但它们在生物学层面上具有共同点。这些基因尤其集中在免疫、细胞粘附、细胞间"信号传导"或细胞间通信以及细胞活化等方面。

精神分裂症风险基因对其他疾病的影响

　　与之前的家族研究和双生子研究一样，GWAS研究揭示了遗传因素对精神分裂症的巨大影响。此外，GWAS也表明精神分裂症患者不仅仅会增加其家族中精神分裂症的患病风险，还会增加其他相关疾病（如精神分裂症谱系障碍）以及心境障碍（如双相情感障碍和重度抑郁症）的患病风险。然而，在CNV水平上，精神分裂症则与自闭症谱系障碍和智力障碍有着更多共同之处。事实上，最近的研究表明，几乎所有自闭症谱系障碍或智力障碍的风险CNV也会增加精神分裂症的患病风险，反之亦然。

遗传异质性

    过去15年中出现的精神分裂症的各种遗传学研究结果有时会让科学家们踌躇不前，因为它们打破了单一致病学说的所有希望。相反，数据显示许多精神分裂症病例是由少数家族或个人专属的罕见遗传变异互相组合所引起的。更复杂的是，这些变异有些并非遗传自父母，而是在人生中某一时刻重新获得的全新的等位基因所引出的新型突变。最简单的基本假设是：精神分裂症由单一因素引起——遗传或环境因素，但情况远非如此简单。如果是这样，我们大家可以直接干预以抵消遗传（或环境）效应。最坏的情况（"安娜·卡列尼娜现象"）则是每个患者都有自己独特的风险因素组合，这将使得诊断、治疗甚至研究变得更加困难。长期以来，我们认为实际情况介于这两个极端之间，但GWAS和其他基因研究的最新数据表明，答案可能更接近复杂多变的那一端。这些研究结果以及GWAS发现的其他结果现在成为了最重要的研究热点，并且正在积极推进。

    总的来说，迄今为止的研究表明，GWAS可以找到精神分裂症的风险基因，并揭示参与该疾病的新生物学途径。然而，如上所述，这些研究具有局限性，我们难以检测所有相关基因或鉴定基因组中那些真正致病的变异位点。我们需要对精神分裂症运用新技术，以加快发现风险基因的速度。15年前，DNA的直接测序只能在一个人的基因组上进行，且要花上一百万美元以上的成本，但如今这项技术已变得更有可行性。事实上，如今最先进的疾病研究都是利用全基因组测序来识别风险相关变异的。很快，将有足够多的精神分裂症患者的全基因组数据供各研究团队使用，以实现与 GWAS 同样的数据共享。毫无疑问，这将带来新的发现，这些发现可以补充 GWAS 的研究结果，为疾病的风险基因绘制更完整的蓝图，并找到真正的致病基因。

表观遗传学

表观遗传学是指环境如何将基因组的表达进行修饰，这称做"表观遗传"效应。这些效应在整个人类基因组中发生，并对基因的表达产生巨大影响。表观遗传效应不会改变 DNA 的序列或由 DNA 表达的蛋白质类型，但是它们可以将基因"打开"和"关闭"（如电的开关一样）或调节基因表达蛋白质的多少（如调光器一样）。这一过程可以调控蛋白质的表达含量。

我们现在发现一些具体的例子，通过表观遗传的修饰，精神分裂症的风险基因发挥作用的强弱会有所不同。但是我们才刚开始在基因组中寻找正常的以及精神分裂症相关的表观遗传修饰，因此，还需要一段时间才能对表观遗传学对精神分裂症的风险、潜在生物学规律以及治疗方法的真实影响有一个正确的认识。我们预测，表观遗传学最终可能提供一种方法，可以结合遗传变异数据更好地预测疾病的风险，了解环境影响精神分裂症发病风险的方式，并且发现新的治疗干预途径。

对精神分裂症不同风险基因的检测，有朝一日还可能建立一种遗传风险模型，以预测未来的疾病发作。这种遗传风险模型也可用于遗传咨询，以帮助父母了解其未出生的孩子患精神分裂症的风险，并根据这些信息做出明智的决定。与精神分裂症的治疗最相关的是，我们还发现几种基因会影响药物治疗的结果。随着这些基因与药物反应之间的关系变得更加清晰，未来也可能在临床中将其用于开发针对精神分裂症的基因定制及个性化的药物治疗方案。但是，我们必须强调，在当下甚至未来一段时间内，我们都还无法达到这一目标。

环境因素如何影响精神分裂症?

本章重点

- 有些环境因素会增加精神分裂症的患病风险,而另一些则会改变患者的精神分裂症症状。
- "精神分裂症源性"这一术语曾用于那些教育方法被认为会导致精神分裂症的母亲。研究表明这一观点是错误的。
- 社会选择是指一个地理区域因为其特定的生活方式吸引或遏退精神分裂症患者。
- 向下漂移假说认为精神分裂症患者在日常生活中无法胜任其工作,在社会阶层中会"向下漂移"。支持这一假说的事实是:研究人员发现精神分裂症患者的社会经济水平低于他们处于同一年龄阶段时的父母。
- 精神分裂症的散发病例是指无疾病家族史的病例。这些患者更容易出现脑部异常或萎缩,且分娩时更可能出现并发症。
- 精神分裂症症状发作常常伴随了应激性生活事件。

尽管已有强有力的证据证明精神分裂症受遗传因素的影响,但同卵双胞胎之间缺乏完全一致性表明环境因素也发挥了作用。我们将"环境风险因素"定义为由非基因因素引起的任何事件。这些事件可以是生物学的(例如头部损伤、病毒感染),心理学的(例如家庭关系破裂)或社会方面的(例如贫困)。

在过去的几十年里,科学家们在一些精神分裂症病例中找到了环境风险因素的证据。在回顾这项研究之前,我们必须做一个重要区分:一些环境因素可能导致或促成精神分裂症,而另一些则会改变已患病个体的疾病状态。在本书中,我们使用术语"病因"来指代任何可能导致疾病或增加健康人患病风险的因素。这一病因不一定是必要的或充分的。这意味着可能存在其他致病因素,并且任何特定的病因都可能需要与其他因素相互作用最后才导致疾病的发生。我们使用术语"调节因子"来指代任何可能使患者症状发生改变的因素。正如我们在之后的章节中讨论的那样,了解调节因子可以帮助治疗疾病。故不应将调节因子与病因相混淆。

环境风险因素是否会引起精神分裂症?

研究精神分裂症和其他精神疾病的科学家早已抛却了"先天—后天"的争议。在过去,许多科学家采取了两个极端的立场之一。有些人认为精神疾病仅仅由先天或遗传因素引起,其他人则认为精神疾病是不良环境事件的唯一产物。如今,我们已经知道"基因或环境?"这个问题实际上过于简单化了。正如 Paul Meehl 博士几十年前所认识到的那样,真正的问题要复杂得多:"到底是哪一组环境风险因素与哪些基因的共同作用导致了精神分裂症?"

在讨论可能导致精神分裂症的具体环境风险因素之前,我们应该阐述为什么我们认为对这些因素的研究是必不可少的。首先,精神分裂症的双生子研究发现,与精神分裂症患者有着相同基因的双胞胎仅有 50% 发展为精神分裂症,这一发现具有重要意义。精神分裂症患者的同卵双生子也可能不患病,意味着精神分裂症的风险基因需要环境事件来触发该疾病的遗传风险。毫无疑问,双生子研究表明人们可以携带精神分裂症风险基因而不患病。这为研究环境事件作为该疾病的风险因素提供了强有力的理论依据。

研究环境风险因素的第二个原因是它们可能比遗传因素更容易进行干预，因此可用于制订治疗方案。许多环境因素都可以改变：例如，如果特定的饮食习惯或环境暴露导致精神分裂症，那么可以设立预防疾病的公共计划或家庭疗法。设计此类治疗方案是一些研究环境风险因素的科学家的长期目标。

家庭关系

在20世纪中期，精神卫生专业由理论家、科学家和临床医生主导，他们认为大多数精神疾病是由那些妨碍、延迟或以其他方式破坏心理发展的事件所引起的。由于家庭环境强烈影响心理健康，故将家庭关系作为精神分裂症的潜在病因似乎是正确的。于是，正是基于这种临床医生的观察，家庭关系参与精神分裂症发病的理论得以建立。

不幸的是，许多理论都是在没有任何科学证据的情况下提出的。我们希望本章展示的都是严谨的科学事实，而不是那些谬见、口口相传的故事以及基于猜测和假设的误解。我们先从讨论一些现在已经失信的旧假说开始，这些假说本身已经过时，但是由它们所带来却并没有随它们而去的是对精神分裂症的偏见和污名，到如今人们还能感受到。令人痛心的是，在这些理论在被证伪之前，很多精神分裂症患者的家人，尤其是他们的母亲，都被灌输认为是他们的养育方法导致了疾病。这会让患者家属背上可怕的心理负担。但愿他们中的大多数人已经了解了这些理论的真相。

精神分裂症源性母亲

有一段时间，许多心理临床医生甚至研究人员都认为，是母亲的人格特质导致了孩子的精神分裂症。这些母亲被标记为"精神分裂症源性"，以表明她们是导致精神分裂症的源头。这一理论的基本原理是一种观念——而非事实——认为精神分裂症患者的母亲往往过度保护、充满敌意、无法理解孩子的感受。于是在当时，这些非常规的态度就被认为会使孩子发展出精神分裂症的症状和行为。

然而，这一论点没有考虑到母亲的态度也有可能是孩子患上精神分裂症的结果，而非原因。即使可以证明母亲在孩子患病之前就具有这种特征，但具有患病风险的孩子的异常特征也可能使他们的母亲产生这种态度。还有另一种可能性是精神分裂症患者的母亲将精神分裂症易感基因传给了他们的孩子。回想一下，许多携带精神分裂症遗传风险因素的人并未患上精神分裂症。他们可能有人格障碍，也可能完全正常。精神分裂症的遗传因素可能表现为过度保护或充满敌意等特征。因此，任何所谓的精神分裂症特征也可能由精神分裂症的遗传原因所引起。至于为什么许多临床医生会接受"精神分裂症源性母亲"这一理论，我们不得而知，但是研究表明：母亲（或父亲）抚养孩子的方式并不会导致（或预防）精神分裂症。

两难理论

正在阅读本书的母亲或即将成为母亲的女性可能会想知道：既然有关于精神分裂症患者母亲的研究，那么是否也有关于精神分裂症患者父亲的研究呢。因为如果亲子关系很重要，那么肯定也应考虑父亲的性格。不出意外的是，父亲确实也曾被纳入另一种特定类型的错误沟通的理论中，这一理论包括了父亲和母亲。在这种"两难"的家庭沟通中，孩子总是接收相反的信息。例如，父母可能口头允许孩子外出，但是在行为上又禁止孩子这样做。父母的口头命令需要孩子给出一种回应，而他们更深层次的命令又需要给出另一种相反的回应。

精神分裂症的两难理论似乎解释了精神分裂症患者的某些行为。这种错误的沟通有可能使患者退回自己的幻想世界。并且，它似乎进一步促使了患者的非理性行为。然而，两难理论来自于对精神分裂症患者与其父母之间关系的小样本临床观察。乍看起来它很合乎逻辑，且被广泛应用于精神分裂症的治疗，直到后来严谨的科学实验发现了确凿的证据，该理论才开始变得可疑起来。如今，两难理论已被主流观点抛弃且不再应用于治疗精神分裂症。

父母的婚姻关系

还有一个环境假说，它所关注的是父母之间的异常婚姻关系可能导致其子女患精神分裂症。其基本想法是，孩子观察父母的不当行为后可能逐渐学会一些非理性的、带有精神病性的行为。此假说描述了两种异常的婚姻关系。

第一种被称为"倾斜"关系：即父母中有一方总是忍让主导家庭关系的另一方。这种关系被认为经常在精神分裂症男性患者的父母中发现。其母亲倾向于占主导地位，而父亲则消极被动。因此，母亲无法从父亲那儿获得情感上的满足感，于是转向她的儿子。

第二种异常的婚姻关系被称为"婚姻分裂"。在这种关系中，父母长期处于慢性冲突状态。双方都忽视了彼此追求自我独立目标的需要，在这个过程中，二人不断争夺孩子的支持。这一假说的支持者认为，精神分裂症女性患者的父母之间常常存在婚姻分裂。

婚姻倾斜和婚姻分裂的观点来自于一些对少数精神

分裂症患儿的家庭调查。然而，后来的研究表明，健康儿童的家庭中也经常发现这两种不正常的婚姻关系，没有理由认为这种关系是精神分裂症患者的父母所特有的。因此，我们可以得出结论，父母的婚姻关系异常不会导致精神分裂症。

错乱的家庭沟通

大约 40 年前，美国国家精神卫生研究所的一项研究旨在确定异常的家庭沟通方式是否会导致精神分裂症。在一系列对照实验中，研究人员通过录音采访和心理测试研究了家庭的互动模式。深入研究 4 个精神分裂症患儿的家庭后得出的结果显示，精神分裂症患儿的父母表现出两种类型的错乱沟通：第一种是"无定形"思维，它指父母的想法总是模棱两可，缺乏仔细的思考。第二种是"支离破碎"的思维，指想法彼此脱节，父母表达的基本观点是清楚的，但观点之间的联系却很微弱。

这两种沟通方式不仅限于父母一方，而是整个家庭的特征。研究人员推测，这种沟通的异常影响了儿童的认知发展。因此，精神分裂症中出现的各种思维障碍被认为是"无定形"和"支离破碎"这两种家庭沟通方式的直接结果。

为了验证这一假说，科学家分别测试了精神分裂症、神经症（相对轻微的精神疾病）和健康这 3 类孩子的父母群体。根据孩子的诊断组，78%的父母被正确分类。研究结果发现精神分裂症患者的父亲比神经症患者或健康对照者的父亲更容易出现异常，但精神分裂症或神经症患者的母亲之间没有发现这种差异。

伦敦大学精神病学研究所在重复这些研究时发现了不同的结果。英国研究人员使用相同的评分系统比较了精神分裂症和神经症患者的父母。虽然这项研究重复得出了关于父亲的结果，但他们之间的差异并不如美国的研究结果那么引人瞩目。这可能是因为英国和美国的样本对精神分裂症的诊断定义不同。事实上，英国患者主要表现为妄想和幻觉这种精神分裂症阳性症状，而美国患者则表现为更多的阴性症状以及慢性人格瓦解。

沟通方式的遗传成分也可能会影响结果。如前所述，任何研究都不能忽视基因与环境的相互作用。目前尚不确定异常的家庭沟通是仅与精神分裂症相关，还是也可以在其他的精神疾病中发现。此外，研究观察到的任何异常沟通方式也可能受到精神分裂症本身风险基因的影响，这些父母中的许多人可能有分裂样人格障碍或其他的受风险基因影响的轻微症状。然而，如果这种异常沟通方式和精神分裂症之间存在因果关系，那么家庭沟通的改善应该可以预防精神分裂症，但是就我们所知，还没有能够支持这种预测的确凿证据。因此，我们并不认为家庭中异常的沟通方式是精神分裂症的病因。

精神分裂症高危儿童

到目前为止所介绍的大多数研究都是基于患者患病后的观察结果，在这些研究中，患者和家属往往很难准确回忆发病之前的事情，这是其中一个误差来源，而另一个可能的误差则是：父母自身的异常表现可能被当作了父母对其子女的异常行为的反应。为了剔除这些误差，研究人员们需要从孩子出生到患病进行全程研究，记录孩子和其家庭的所有特征。当这种研究中的孩子患上精神分裂症时，就可以发现其家庭中那些值得注意的特征。

精神分裂症的终生患病风险约为 1%，因此，如果在出生时选择 100 名儿童进行这项研究，经过 40 年的观察，其中只有一名患精神分裂症。为了获得 100 名精神分裂症患儿进行研究，我们需要追踪 10000 名儿童。这种研究虽然理想，但显然不切实际。减少研究样本人数的一种方法是选择有精神分裂症高患病风险的儿童，而寻找这样的样本最好方法就是研究精神分裂症患者的孩子。由于这些儿童的精神分裂症终生患病风险大约比普通人群高出10倍，因此研究的样本数量可减少10%。这种方法已用于研究精神分裂症的生物学方面，但不适于研究父母态度和家庭互动，因为其选择的儿童已经具有了遗传易感性，因此很难将环境因素和遗传因素区分开。此外，虽然可以通过研究高风险儿童及其家人来减少样本量，但是长期随访的需要使得这些研究仍然非常耗时且昂贵。但是，我们有时也可以使用儿童诊所和学校的现有记录。

这些记录在患儿发病之前就已写成，而对它们的研究表明，精神分裂症患儿的父母，特别是母亲，常常与孩子发生冲突，并且与正常孩子的父母相比表现出更多的关注度和保护欲。然而，除非可以排除遗传影响和父母对儿童发病前异常行为的心理反应，否则这些异常并不能被视为精神分裂症病因的心理社会理论证据。除此之外，还有专门设计的对精神分裂症患者养父母的研究，用于区分父母异常所致的环境和遗传影响。正如我们之前所述，寄养子研究发现，精神分裂症更多地归因于遗传因素而非环境因素，并没有令人信服的证据表明父母养育与精神分裂症之间具有直接联系。相反，寄养子研究表明，养育因素与精神分裂症之间没有因果关系。

最值得注意的是，寄养子研究发现，那些由精神分裂症患者所生但是被未患病的养父母所养大的孩子，他们患精神分裂症的风险增加。而另一方面，由健康父母所生但被患有严重精神疾病的养父母抚养的孩子，并未表现出精神分裂症或相关疾病发病率的增加。这些研究再一次表明了养育因素并非精神分裂症的重要病因。

社会环境

我们在第5节中讨论的患病率和发病率研究已经表明，精神分裂症发生在世界各地，它不受地理区域、政治制度、经济制度或文化的限制。然而，精神分裂症的发病率根据社会文化背景确实是有所不同的。有两个非常极端的例子：瑞典北部的一个小社区的精神分裂症患病率为每1000人中10.8人，而北美的胡特尔人的发病率仅为每1000人中1.1人。不同文化之间发病率的差异导致一些研究人员认为环境的社会文化方面可能是精神分裂症的病因之一。相比之下，其他人则认为这些差异是由于社会选择造成的。社会选择是指，一个地区的社会或文化特征使得精神病患者选择接近或者远离这一地区。当这种情况发生时，社会文化并不导致疾病的发生，它只会使患者更多地选择在该地区生活或者离开当地。

胡特尔派信徒是北美再洗礼派的宗教派别。他们在一个联系紧密的农业社区，过着朴素而虔诚的生活。对于胡特尔人精神分裂症患病率低的可能解释是：由于同龄人预期的社会互动水平较高，那些具有类似精神分裂症特征的人将会离开这个地方。在瑞典北部，精神分裂症的终生患病风险是其他斯堪的纳维亚地区的3倍。瑞典北部的气候严峻，人们过着极其孤立的生活，这样的环境可能对精神分裂症患者有吸引力。此外，未患精神分裂症的人可能无法容忍这种极端的社会隔离，他们倾向于离开，从而留下了那些在遗传上易患精神分裂症并更容忍极端社会孤立的人。同时，在这个社交孤立的地区也发现了高频率的近亲婚姻，携带精神分裂症基因的人群近亲结婚将进一步增加该地区患病的高风险。

社会经济地位

流行病学研究仔细研究了社会经济地位与精神疾病之间的关系。生活在较低社会阶层的人们面临许多困境：贫困、营养不良、母亲的产前护理不良、医疗条件差以及家庭情况糟糕等，这几种情况都可能对心理健康产生不利影响。我们有理由认为这些因素会对儿童的发育产生负面影响，从而导致患精神分裂症的风险增加。因此，当研究人员发现欧洲和美国市中心底层居民的精神分裂症入院率较高时，他们一点都不惊讶。根据几项研究的 Meta 分析显示，在城市中生活的人的精神分裂症风险比生活在乡村中的人们增加了两倍多。一些研究人员从这些调查结果中得出结论：市中心居民的社会分裂、经济贫困、健康状况不佳以及教育机会有限这些情况，促使高危人群患上精神分裂症。而这又引出了一个关键问题："是低社会阶层导致精神分裂症还是精神分裂症导致社会阶层偏低？"很快，人们就发现这两种可能性是同时存在的。正如我们在前文中所描述的那样，精神分裂症会导致患者的观念、思维和社会行为发生巨大变化。由于许多患者无法正常学习或工作，他们会"向下漂移"到较低的社会阶层。因此，研究人员再次面临社会因果关系与社会选择这种"是鸡生蛋还是蛋生鸡"的问题。

为了检验**向下漂移**假说，流行病学家进行了一项简单的测试。如果没有发生向下漂移，那么精神分裂症患者应该具有与父母在同一年龄时相同的社会经济地位。然而，研究表明，与正常对照相比，精神分裂症患者更可能具有低于其父母的社会地位。此外，研究发现精神分裂症患者的父亲的社会阶层与正常人的父亲没有差异。因此，精神分裂症患者在患病前所处社会阶层未必就比正常人低。

Bruce Dohrenwend 博士的一项研究也为此提供了其他的证据，证明低社会阶层不会导致精神分裂症。Dohrenwend 博士及其团队指出，对弱势群体的研究可以解释这个问题。因为在某种程度上，他们社会阶层低是因为饱受歧视，而非缺乏能力。他认为，如果假设社会逆境会导致精神分裂症，且歧视是一种社会逆境，那么与非少数群体相比，受歧视的少数群体应该面临更大的精神分裂症患病风险。并且，在所有社会阶层中这种歧视相关的患病风险的增高都应该是明显的。相反，如果假设是精神分裂症导致了患者社会阶层的下降，那么在较低的社会阶层，少数群体应该具有较低的精神分裂症风险。这项研究的预测基于以下推理：如果是第一种情况，歧视可以导致精神分裂症，那么由于歧视的存在，势必导致许多精神健康且有才能的少数群体成员也无法上升到更高的社会阶层。而如果实际情况是这样的，那么他们的存在则会稀释掉下层阶级少数群体的精神分裂症发病率。而如果是第二种情况，也就是精神分裂症导致了患者社会阶层的下降，则那些患精神分裂症的非少数群体将向下漂移，这无疑将增加下层阶级非少数群体的精神分裂症发病率。

而这项研究的结果支持了向下漂移假说。在其中最值得注意的是社会阶层较低的男性患精神分裂症的风险，这种风险在优势群体中为4%，在弱势群体中为2%。

这些研究结果与之前的研究加起来说明：与未患病相比，患上精神分裂症会使患者的社会阶层降低。这与精神分裂症使患者难以正常地进行社交及工作的事实是一致的。患者的社交及工作障碍使他们有很大概率无法达到脱离社会底层所需的经济和教育水平。因此，大家得出的结论是：低社会经济地位是精神分裂症的结果，而不是其原因。

精神分裂症是一种病态社会的症状

少数精神卫生专业人士认为，精神分裂症是一种病态社会的症状。从这个角度，精神分裂症是一种施加在患者身上的不合理的社会力量。这种社会理论并不认为低社会阶层会导致精神分裂症，而是所有的社会阶层都有患病的风险。

令人惊讶的是，这一假说的拥护者声称精神分裂症的出现是一种"治疗过程"；治疗的目标是帮助并指导患者成功度过这一段经历，而不是去阻止它的到来。这些治疗师认为，我们病态社会的压力会施加给家庭，而某个家庭成员便被挑出来承此重压。因而"精神分裂症"被认为是社会发展的结果。这一理论的极端追随者认为精神分裂症患者是为了摆脱父母的要求、为自由而挣扎的人，他们通过精神分裂症的各种表现，最终实现自主权。

由于他们认为精神分裂症的精神病性症状对患者有益，因此，根据他们的想法，任何为了减少精神分裂症发作的治疗都被认为是违反治疗原则的。而由于患者的家庭关系是精神分裂症症状的根源，治疗不应仅涉及家庭，还应在患者和治疗师之间建立一种特殊的矫正关系。虽然少数非专业人员和专业工作者赞同此观点，但科学证据并不支持这一假说。

生物环境风险因素

在过去的 50 年中，科学家已不再将家庭关系和社会环境作为精神分裂症的主要原因进行研究。因为这些理论经不起严格的科学验证，故许多人转而研究对人类大脑发育具有生物学意义的环境事件。在这一点上，读者需要了解，这些事件被称为"生物学"事件，而非"心理学"或"社会学"事件，是因为它们会干扰生物功能。因此，我们将社会阶层和家庭关系等因素称为非生物因素，因为它们对生物功能的影响尚不清楚。相比之下，我们很容易看到头部损伤或病毒感染等身体事件如何导致脑损伤，这些事件的生物学意义非常清晰明了。因此，生物因素和非生物因素之间的区别反映了人们对某事件如何影响人类生物学的认识情况（或缺乏认识的情况）。可以想象，未来有一天，当心理和社会应激的生物学意义都已被研究清楚，那么我们将不再需要区分生物学和非生物学事件。

妊娠及分娩并发症

任何在出生前影响母亲子宫内胎儿的事件都被归类为产前事件：包括躯体创伤、营养不良、感染和中毒。围产期事件是在胎儿出生时发生的事件：如物理性损伤、缺氧、感染和出血。出生后发生的事件，无论是生物学上的还是心理社会学上的，都称为产后事件。当产后事件发生在接近出生时，则和产前事件及围产期事件一起被称作"妊娠和分娩并发症"，简称 **PDC**。

许多研究发现，精神分裂症患儿在他们出生时 PDC 的发生率较高。例如，精神分裂症患者早产可能性更高并且出生体重相对更低。但让研究人员感到困惑的是，PDC 与精神分裂症之间的联系并不强烈。虽然患有精神分裂症的个体更可能患有 PDC，但 PDC 在普通人群中也相当普遍，绝大多数经历过 PDC 的婴儿最终并未患上精神分裂症。

当研究人员将 PDC 研究结果与遗传研究结果相结合时，提出了一个简单而有力的假说：PDC 的作用可能是激活了精神分裂症的遗传易感性。他们推断精神分裂症患者遗传了易于患病的倾向，但是，仍需环境事件来触发这种倾向。这种推断有时也被称为精神分裂症的"素质—应激"理论，它指出：精神分裂症的患病要求遗传易感性（素质）和不良环境事件（应激）同时存在。

Sarnoff Mednick 博士对精神分裂症母亲所生子女的研究有力地支撑了"素质—应激"理论。这项研究首次表明，这些"高风险"儿童并不比其他儿童更容易患 PDC。因此，母亲患精神分裂症并不能预测其孩子发生妊娠及分娩并发症。这意味着遗传易感性（患有精神分裂症的母亲）不会与环境事件（PDC）混淆。但是 Mednick 博士及其团队发现，在高危儿童群体中，PDC 可预测随后的精神病性异常。他们还发现那些出生时并发症少的孩子更容易患有"临界精神分裂症"。这是指一种类似于精神分裂症的综合症，但其症状非常轻微，放在在今天的诊断分类中，就叫作"分裂型人格障碍"。总体而言，这一系列研究的结果表明，具有精神分裂症遗传倾向的儿童如果有 PDC，则更有可能患上精神分裂症。

Mednick 博士团队的研究结果非常有趣，但与其他许多精神分裂症的研究一样，最终的事实可能比研究结果要复杂得多。人们普遍认为，PDC可预测精神分裂症和大脑异常。因此，很明显，PDC具有一定的生物学影响。然而，并非所有的家族研究都支持PDC与精神分裂症遗传易感性具有相互作用的观点。所以也有另外一些人提出了另一种可能性，那就是PDC也可以引起非遗传形式的精神分裂症。这种另类的理论表示：PDC可以在没有遗传易感性的人群中引起精神分裂症。为了支持这一观点，一些研究发现，与有家族史的患者相比，没有精神分裂症家族史的患者中有更多的PDC。然而，也有其他研究发现二者之间并无区别。这些研究发现突出了精神分裂症因果链的复杂性。PDC可能会增加基因的因果效应或触发这些效应，在极少数情况下，PDC也可能单独导致非遗传形式的精神分裂症。

病毒假说

我们大多数人都很熟悉病毒，这些生物无法用肉眼看到，它们轻可引起感冒、轻微流感或消化道疾病，重可以造成艾滋病、埃博拉出血热和流感等重大流行病。这说明病毒可以产生广泛的影响，既可以导致轻度不适也可以致人死亡。因此，大家也不用对病毒可能导致精神分裂症的假说感到惊讶。

精神分裂症的病毒假说被许多科学家认为是解释几种流行病学和临床观察结果的合理方法。其中最重要的发现是精神分裂症患者更多地出生在冬末和春季，而非一年中的其他时间。由于在这几个月出生的孩子在子宫内接触病毒的风险增加，研究人员推测：病毒对幼儿的影响可能会导致其大脑发育异常。这种"出生季节效应"提出了这样一种观点：即对人类大脑有害的病毒可能与某些精神分裂症病例的病因有关。有趣的是，一些研究发现，在无精神分裂症家族史的患者中，出生季节效应最强。这可能是因为精神分裂症的病毒病例缺乏遗传源性，或遗传因子在这种情况下不太重要。

虽然出生季节是支持精神分裂症病毒假说最有说服力的证据，但其他发现也与该假说一致。首先，如果损害胎儿大脑的病毒会导致精神分裂症，我们希望观察到其他证据能表明这种影响。在精神分裂症中已经看到两种这样的影响：其一，精神分裂症患者有更高的躯体异常率，躯体异常是指身体部位或形状上的异常，如面部畸形。由于躯体异常可能是由攻击胎儿的病毒引起的，所以精神分裂症患者中出现高异常率支持了病毒假说。其二，有些精神分裂症患者具有不同寻常的指纹。尽管躯体异常和异常指纹都可能是由 PDC 或基因异常引起的，但它们在精神分裂症中的存在可能是病毒攻击大脑的信号。

精神分裂症的病毒理论也在对流感流行期出生者的研究中得到了验证。既然流感病毒会造成大脑缺陷，那么接触病毒的胎儿患精神分裂症的风险应该更高。一项研究调查了芬兰 1957 年流感流行期间出生的成人。那些在母亲怀孕的第 4、5 或 6 个月期间接触过这种流行病的成年人，后来被诊断为精神分裂症的风险更高。这有力地表明，流感病毒增加了一些人患精神分裂症的风险。然而，苏格兰的一项研究却未能证明 1918 年、1919 年及 1957 年流感流行都与精神分裂症风险增加有关，而美国的一项研究也只发现了有限的证据表明病毒流行与精神分裂症之间存在关联。虽然芬兰的研究结果在丹麦的样本中得到了支持，但还需要更多的研究来确定胎儿发育过程中的病毒感染是精神分裂症的病因之一。

对"家族性"和"散发性"精神分裂症的研究

如前所述，一些生物环境因素的研究发现，可能存在"散发性"精神分裂症病例。**散发性**是指没有家族起源的病例，即精神分裂症在该家族中极少发生。相反，**家族性**

精神分裂症指的是同一家族中还有其他一些人也患有精神分裂症。我们使用"家族性"而非"遗传性"这个词，是因为疾病也可能是由于非遗传因素而在家族中聚集。尽管如此，我们相信大多数家族性精神分裂症病例确实是由基因引起的，或者是受到了遗传因素的影响。

家族—散发性理论和以上提到的素质—应激理论不同，它所阐述的是另一种可能性。其基本观点是精神分裂症可能是由遗传或环境因素引起的。例如，某种精神分裂症可能是由单个基因或（更有可能）一组风险基因引起的，但另一种可能是由病毒引起的。这也许可以解释为什么研究人员难以确定精神分裂症的单一病因。在我们目前的认知阶段，缺乏绝对可靠的方法来区分遗传和非遗传性疾病。然而，我们可以将患者分为家族性或散发性。有一个或多个亲属患有精神分裂症的患者被称为家族性精神分裂症；没有患病亲属的人则被称为散发性。当然，家族性和散发性的分类并非区分遗传和非遗传的完美指标，因为这种分类仅来自于自我陈述和我们对家族疾病模式的有限认知。但从家族性和散发性病例之间的差异，我们可以合理地推断遗传和环境风险的来源。

家族性和散发性精神分裂症患者在年龄、性别或疾病的临床方面（如症状、发病年龄和住院需要）没有差异。但是，二者在大脑的功能方面存在差异。最值得注意的是，难以维持注意力这种症状在家族性精神分裂症患者中更为常见。这些患者很难完成需要他们长时间专注于一件事情的任务。换句话说，他们容易分心，注意力很容易转移到周围的其他事物上。散发性精神分裂症患者在接受**计算机轴向断层扫描（CAT）或磁共振成像（MRI）**等脑部结构成像检查时，更有可能发现大脑结构的异常。我们这里所指的异常是：散发性精神分裂症患者的大脑出现脑萎缩或脑细胞丢失的迹象。此外，与家族性病例相比，散发性精神分裂症患者中 PDC 和冬季出生更常见。然而，尽管大多数研究支持这些发现，但也有一些研究结果并非如此，因此我们无法从这些研究中得出强有力的结论。尽管如此，现有的研究结果与不良环境事件会影响神经发育从而导致非遗传性精神分裂症的观点非常吻合。

另一种识别具有遗传和环境形式疾病患者的方法需要对精神分裂症同病以及不同病的同卵双生子（MX）进行比较。如果双生子来自同一个受精卵，那么他们的基因是相同的。因此，如果一个性状完全由遗传因素决定，那么双胞胎都应该表达出来。基于此，精神分裂症同病的同卵双生子更可能具有精神分裂症的那些遗传特点。

反之，不同病的同卵双生子则可能具有精神分裂症的环境特点。英国伦敦 Maudsley 医院的研究人员检查了 21 对同卵双生子的染色体，其中 9 例为精神分裂症同病双生子，12 例为不同病。不同病组和同病组的患者在大脑结构异常方面没有差异。然而，无精神分裂症家族史的人更容易出现脑萎缩。这些研究人员还发现，在精神分裂症不同病的同卵双生子患者中，出现更多的妊娠和分娩并发症。

假若双生子不同病是因为其精神分裂症由环境因素导致，双生子同病则是由于遗传因素导致的，那么理应只有同病的双生子的亲属才会有更高的患病风险才是。某一些研究发现了这个结果，但也有一些研究结果并不支持这个假设。这些研究表明，某些不同病的双生子有遗传疾病。但散发性患者的数量多少尚不清楚。

总之，对家族性和散发性精神分裂症患者的研究结果喜忧参半。有些发现与精神分裂症存在非遗传特点的观点是一致的。这些明显的非遗传性病例中，PDC 可能是病因之一。另一种可能性是父亲生育年龄的增长，增加了后代患精神分裂症的风险。其机制可能是 DNA 修复机制随着年龄的增长而崩溃，从而使更多的突变在其晚年产生的精子中积累，最后将这些突变传递给后代。在这种情况下，父亲（以及家庭的其他成员）可能没有精神分裂症的个人病史，但其基因仍然在孩子精神分裂症的患病过程中发挥作用。病毒或其他环境因素的作用尚未得到证实或解决。这些研究不能排除前面讨论的精神分裂症的"素质—应激"模型。事实上，有些研究更符合这一模型，而非精神分裂症存在非遗传特点的假说。我们需要更多的研究来确定哪种观点正确，或者确定不同类型的精神分裂症的具体病因。

精神分裂症前驱期的研究

另一组研究关注于具有超高精神病风险的年轻人，此处的精神病包括了精神分裂症。这一群体具有精神分裂症前驱症状，并且其功能水平正朝着诊断精神分裂症的方向极速下滑。这 44 项研究表明，具有精神疾病超高风险（但尚未罹患精神分裂症）的人群更可能有 PDC、吸毒和酗酒、体育锻炼缺乏、童年创伤、情感虐待、躯体忽视以及对应激的高感知。这些超高危研究可用于评估已知的精神分裂症相关因子是先于精神分裂症出现且在发病中发挥作用，还是仅仅是患病所带来的影响。现有数据表明，环境风险因素确实可能是精神分裂症的风险之一，但也有可能是潜在遗传或生物风险状态所导致的结果。

总结

有些环境因素确实与精神分裂症有关。但我们很难判断相关的环境因素是早于精神分裂症存在并起到了促进作用，还是仅仅是精神分裂症症状所导致的相关事件。对精神分裂症患者儿童时期的研究，以及对精神分裂症超高危人群的研究，可以让我们确定环境因素与精神分裂症是因果关系还是仅仅相互关联。但是这些研究不太支持导致精神分裂症的社会心理因素，如父母的教育方式或社会经济条件。相反，某些生物环境因素也确实起到了一定的作用：如药物滥用、童年创伤、PDC，甚至父亲的生育年龄都是精神分裂症的环境危险因素。人们认为，父亲年龄的增长会让更多的基因突变积累在精子中并传递给后代，从而增加了后代患病的风险。这些生物环境因素使精神分裂症的患病风险比基线风险高出 30%~100%（即可将个体患病风险从 1%的提高到 1.3%~2%）。而这些风险因素都相对较小，在大多数情况下，它们都不太可能单独导致精神分裂症；相反，这些环境因素可能需要相互作用，并与风险基因协同一起，才会致人患病。

8

精神分裂症是一种大脑疾病吗?

本章重点

- 脑成像研究发现，20%~50%的精神分裂症患者存在脑萎缩。
- 精神分裂症患者大脑某些部位的代谢活动较低，这表明精神分裂症患者的大脑无法像正常人的大脑那样对刺激做出有效反应。
- 精神分裂症患者额叶皮质的血流量较低，并且他们在注意力、运动功能和抽象测试(即额叶皮质的所有功能)中表现都很差。
- 精神分裂症患者的左脑功能障碍(通过语言和写作任务测试)要多于右脑功能障碍(通过空间任务测试)。
- 多巴胺理论指出，大脑中一种名为多巴胺的化学物质的过度活动可能导致精神分裂症。虽然这一理论过于简单，但许多迹象表明，过高水平的多巴胺可能是导致精神分裂症的大脑缺陷之一。

用精神病学的术语来说，与心理过程或情感功能相关的疾病被称为"症状性"或"特发性"。"症状性"疾病是指存在已知生理原因的疾病：如颞叶癫痫、脑卒中和脑肿瘤都可以改变心理功能和情感表达。在这些病例中，器质性病因可以通过脑电图(测量大脑的电活动)、X射线或其他更复杂的检查来发现。反之,如果一种疾病缺乏已知的器质性病因,我们则说它是特发性的。我们之所以强调"已知"这个词,是因为大多数科学家预测,当我们能够在分子水平进行更近距离的观察时,总有一天能发现精神分裂症的器质性原因。"特发性"一词乃源于一种观点:即这些疾病是由于心理和社会因素造成的,而大脑并无器质性改变。

当这本书的英文版(第一版)出版时,精神病学界正在经历一场精神疾病的学术革命,尤其是精神分裂症。许多科学家和临床医生开始质疑精神分裂症的根源在于心理和家庭冲突的观点。相反,他们认为精神分裂症患者思维和情感的巨大变化是由大脑疾病引起的。

本章回顾了精神分裂症患者大脑发生生物学改变的证据。在过去的一个世纪里,科学家们创造了许多研究大脑的方法,而每一种新的神经成像技术的出现,都迅速被应用于精神分裂症的研究。这些检测大多得出了相同的结论:一些精神分裂症患者的大脑结构和功能存在异常,我们将在下面进行详述。然而,我们仍然不确定该疾病的病因学和病理生理学的许多细节。病因学是指患者大脑功能障碍的原因(如基因缺陷、环境危险因素等);病理生理学指的是导致该疾病的大脑的特定改变(如脑萎缩、多巴胺分泌过量)。例如,影响脑细胞活动的基因变异可能是精神分裂症病因学的一部分,而相应的病理生理学则是脑影像学发现的大脑萎缩。

大脑结构异常

我们用"大脑结构异常"这一短语来表示精神分裂症患者的大脑形态或结构上任何不同于正常人的变化。观察这种变化最直接的方法是用神经病理学的方法研究患者死后的大脑,而这些研究之所以能够完成,都要感谢那些同意进行死后遗体捐献的人的慷慨相助。我们可以从这些精神分裂症的神经病理学研究结果中得出两个主要结论：首先，大脑异常在精神分裂症患者中很常见；其次，研究人员还没有发现任何一种异常是在所有甚至大多数精神分裂症患者的大脑中都存在的。这是一个奇怪的结果，我们将会在其他研究精神分裂症大脑的方法中看到同样的结果。虽然大多数定义明确的脑部疾病会在脑部留下一个独特的病理生理"标签"，但精神分裂症却不是这样。然而，这种复杂性确实也证实了我们对精神分裂症遗传学的了解，我们了解到，没有一个单一的基因是导致精神分裂症的必要或充分条件。

尸检大脑的神经病理学研究十分困难，因为必须要等患者死亡之后才可进行。幸运的是，有几种方法可以研究活着的患者的大脑结构。这些方法被称为"成像"技术，它们可为我们提供活动大脑的图像。就像大多数人在医院里拍过的 X 光一样，这些成像技术可以生成大脑的图像来发现异常。

通过对大脑尸检的组织分析和脑成像技术，如 CAT、MRI 和弥散张量成像（DTI）等，我们已经发现精神分裂症患者有大量脑区存在结构异常。精神分裂症患者的大脑结构受到了破坏也渐渐成为医学界共识。研究常常观察到患者的侧脑室体积增大，背外侧和内侧前额叶皮层（大脑前部的外层部分）体积减小，以及扣带和扣带旁回皮质（大脑的中间部分）、海马、杏仁核、海马旁和颞脑回、透明隔和丘脑（大脑的深部）的体积亦有减小。说得更具体一点就是，精神分裂症的阳性症状与颞上回皮质变薄有关，而阴性症状则与前额叶皮质变薄有关。这些大脑结构的异常可能是此疾病的核心特征，或者至少是精神分裂症患者中最常见和最严重的大脑结构异常。

1927 年，一种被称为"气脑造影"的方法发现 19 名精神分裂症患者中有 18 人的脑室增大。脑室是大脑中含有脑脊液的空间，并无固体的脑组织。当围绕脑室的脑组织失去脑细胞时，脑室就会扩大。我们把这种脑细胞的损失称为"萎缩"。因此，脑室较大的患者脑细胞较少。这一早期发现在随后的气脑造影研究中得到证实。不幸的是，这些开创性的发现大多被忽视了，因为当时精神分裂症的心理学理论更为流行。

精神病学界在 1976 年再一次发现精神分裂症患者存在脑萎缩。英国医学研究委员会临床研究中心的 Eva Johnstone 博士和 Timothy Crow 博士及其同事报告说，CAT 成像研究发现精神分裂症患者的脑室更大。CAT 扫描仪以小片段的方式对大脑进行扫描，这使得研究人员能够比以前更准确地看到大脑内部。20 世纪 80 年代，MRI 也被应用于研究精神分裂症。MRI 提供了活体大脑的三维图像，使我们能看到更多的大脑结构细节，而这是 CAT 扫描无法做到的。许多对精神分裂症患者的 CAT 扫描和 MRI 扫描研究证实，很多精神分裂症患者的脑室比正常人大。事实上，一份 2010 年的神经结构成像研究报告也显示，精神分裂症患者的脑室在多年内不断增大，这表明这种疾病可能不仅仅是因为发育障碍，还可能涉及脑细胞的死亡。除了脑室增大外，几项 MRI 研究报告精神分裂症患者的大脑特定区域出现体积减小。例如，2005 年对所有精神分裂症患者大脑结构的 MRI 研究的回顾发现，与健康对照组相比，精神分裂症患者有多达 50 个散在的大脑区域显示出一些体积变化（通常是体积减小）。精神分裂症患者的大脑结构异常最常见的区域是左侧颞上回和左侧内侧颞叶。最近一项对大脑深层结构的大型 Meta 分析也发现，精神分裂症患者的海马体、杏仁核、丘脑和伏隔核的体积也确实有所减小，同时这也再一次证实了侧脑室的体积增大。

但是，我们仍需要更多的研究来确定大脑中脑组织丢失的区域、确定脑室增大对精神分裂症患者是否存在重要意义等。虽然作为一个群体，精神分裂症患者的脑室比正常人大，但仍有许多精神分裂症患者的脑室是正常的。根据研究对象的不同，只有 20%～50% 精神分裂症患者存在脑室增大。然而，与精神分裂症相关的脑室增大在患者发病时甚至发病前就已经存在。因此，脑室增大并非为反复住院、药物治疗或与精神分裂症相关其他因素的不良反应。

脑室增大的患者与其他患者具有许多不同点。他们通常出现更多的阴性症状，如情感淡漠和社交退缩；而根据神经心理学测试，他们也更可能出现思维障碍。在很多方面，这类患者的病情似乎更为严重：他们通常不能独自生活，需要永久住院治疗或住在寄养家庭。当住院治疗时，他们需要相对更长的住院时间，且对大多数治疗方案反应不佳。另外，正如前文中所述，脑室增大在无精神分裂症家族史的精神分裂症患者中更为常见。这些结果初步表明，脑室增大可能是精神分裂症的一个亚型。然而，研究人员还未能分离出与这此特征相一致的亚型。此外，脑室增大并不局限于精神分裂症，它也被报道在其他精神疾病中，如双相情感障碍、分裂情感性障碍和强迫症。

分裂情感性障碍患者大脑结构的完整性一直未受到研究者的重视；准确地说，分裂情感性障碍患者经常与精神分裂症患者混在一起接受检查，这反映了两者在临床特征和病因学上的相似性。然而，为数不多的针对分裂情感性障碍患者的大脑状态研究，为这两种精神障碍患者的共同形态学特征提供了大量的支持证据。例如，在分裂情感性障碍的大多数研究中都观察到脑室增大（这是精神分裂症的特征）。除此之外，他们还出现皮层、纹状体、梭状回、楔前叶和楔前叶、语言区和边缘区额叶和颞叶的大小异常。但在这方面，我们还需要做更多的工作。

分裂型人格障碍被认为是一种相关但不那么严重的精神分裂症。支持这一观点的是，精神分裂症中存在的许多（但不是全部）结构异常在分裂型人格障碍中也很明显。例如，分裂型人格障碍患者在内侧颞叶、上海马回和旁海马回、侧脑室、丘脑和透明隔中出现的大脑异常与精神分裂症患者类似。值得注意的是，2013 年对这两种精神疾病的 MRI 研究的 Meta 分析发现，与精神分裂症患者的前额叶皮质萎缩相比，分裂型人格障碍患者的前额叶皮质萎缩更明显。目前还不清楚这种变化是否是某种形式的保护或补偿机制。

　　脑结构成像和尸检大脑分析在分裂型或偏执型人格障碍患者中很少见，但一项关于分裂样人格障碍的 MRI 研究发现，患者冠状核上部的大小有所增加。精神分裂风险状态（在 Paul Meehl 之后，我们将其重新定义为"分裂质"）已经得到了一些关注，精神分裂症患者的非精神病亲属存在大脑结构异常这一发现如今也得到了广泛的承认。与正常人相比，该群体的杏仁核—海马区、丘脑和小脑的脑容量减小，大脑苍白球的脑容量显著增加。精神分裂症患者的精神病性亲属在其他的内侧边缘和边缘旁结构包括前扣带回和扣带旁回、岛叶和海马旁回，也可能出现体积减小。

　　结构 MRI 可以测量大脑区域的大小，而 DTI 可测量大脑结构的不同层面。DTI 帮助科学家了解大脑区域之间的连接是完整还是缺损。DTI 是一项相对较新的技术，它可以测量大脑的"白质"或神经纤维（相对于"灰质"或细胞）的完好程度。在一个正常大脑中，大脑区域之间的连接是有序的，使之可以有效地传输信息。然而，在精神分裂症患者中，这些神经纤维在大脑中被广泛破坏。一项对精神分裂症 DTI 研究的全面回顾表明，与正常对照组相比，大部分研究都发现患者的"有序性"有所降低。有序性的降低表明某些神经束中的神经纤维没有正确排列，这可能反映了轴突分支或投射的异常，最终导致神经冲动在大脑区域间的传输效率低下。尽管关于精神分裂症全脑有序性的降低水平上的研究结果高度一致，但是一直到如今，对缺陷最明显的大脑区域的定位仍鲜有一致之处。一项对 53 项研究进行的 Meta 分析发现，精神分裂患者的长投射纤维、胼胝体和连合纤维（它们允许大脑不同部分之间的交流）、部分运动下行纤维和额颞边缘通路被破坏。

总的来说，MRI 和 DTI 研究描绘了一幅精神分裂症的画面，其中包括许多大脑区域的萎缩和大脑区域之间的无序连接。这些大脑的变化，都可能对精神分裂症患者的大脑产生负面影响，我们接下来将对此进行综述。

大脑功能异常

　　大脑的结构研究着眼于大脑的生理构造、结构形态和连接网络，而大脑的功能研究则主要关注大脑是否可以正常工作。为了帮助大家弄清大脑结构和功能之间的差异，我们可以打一个简单的类比：假设有一个无法启动的汽车发动机，如果缺少部分零件（如电池），我们认为是发动机的结构异常；相反，如果电池电量不足且火花塞脏了，我们则认为尽管结构正常，但发动机在功能上存在两个特定缺陷。

　　研究活体大脑功能的技术可能是神经科学的巨大贡献之一。在不损害受试者的情况下研究活体大脑的活动是一项艰巨的挑战。幸运的是，医疗技术的突破已使之成为可能。事实上，科学家们已经发明了几种研究大脑功能的方法，而这些方法都发现精神分裂症患者的脑功能存在异常。

　　在研究局部脑血流量（RCBF）时，科学家们测量了流向大脑特定区域的血液量。由于大脑需要持续不断的血液供应才能正常工作，因此血液流动减少表明大脑功能可能存在问题。精神分裂症患者的总脑血流量减少，局部血流量结果发现其额叶皮层的血流量明显减少。额叶皮层是大脑的一部分，位于大脑前部，控制着人的思想和情感的许多方面，在某种层面上它是大脑的主管，因为它可以协调和整合其他大脑中枢的活动。

　　正电子发射断层扫描（PET）使用放射性物质来测量大脑特定部位的葡萄糖代谢。由于脑细胞工作需要利用葡萄糖，因此葡萄糖消耗减少可能表明脑功能下降。PET

研究发现精神分裂症患者额叶的代谢活性相对降低，从而证实了 RCBF 研究的结果。当患者在手术过程中执行精神任务时，这些糖代谢的减少最为明显。这表明精神分裂症患者的大脑无法像健康大脑那样快速或有效地对周围的世界做出反应。对有关该主题的 155 项研究进行的 Meta 分析发现，这种"**额叶功能低下**"可在大约一半的精神分裂症患者中看到。

一些研究人员认为，精神分裂症患者的大脑左半部功能障碍更加严重。最初，这种想法来自对一种特殊类型的癫痫(颞叶癫痫)的观察，其异常的脑电波是由大脑侧面的颞叶引起的。"叶"一词的意思是"大脑区域"。患有这种形式的癫痫患者有时会出现与精神分裂症无法区分的症状。这似乎说明颞叶可能与某些精神分裂症症状的产生有关，例如妄想、幻觉或思维紊乱。此外，主要出现在大脑左侧的颞叶癫痫倾向于表现出更多的精神分裂症特征，如思维紊乱，而在大脑右侧的颞叶癫痫则更经常表现出情绪障碍的症状。由此产生了一个有趣的想法：精神分裂症患者的大脑左侧可能受损。

有一项研究发现，有相当一部分的精神分裂症患者是左撇子。该发现十分重要，因为大多数人都是右撇子，其大脑左侧占主导地位，而左脑控制右手(右脑控制左手)，故左撇子可能表示大脑的左侧功能不正常，从而失去了对右脑的主导地位。由于大脑的左侧控制语言和思想，而精神分裂症患者的这些方面常常受损，因此这一想法受到了很多关注。同时，在精神分裂症患者中，视觉或空间能力(右脑的功能)的受损则不太常见或者不如前者严重。

总体而言，RCBF 和 PET 研究为精神分裂症患者的左脑功能异常以及他们在需要时无法将思维过程转移到右脑的观点提供了一些支持。例如，一项研究发现，精神分裂症患者与正常人流向左右大脑的相对血液量存在差别。对于语言任务(由左脑控制)，患者没有血流不对称性，但健康受试者的左脑血流增加。对于空间任务(由右脑控制），患者的左脑血流增加量大于右脑血流增加量，而健康受试者在同一任务上出现更多的右脑血流增加量。

大脑成像的另一种方法是观察大脑的电活动。由于大脑中的神经细胞通过电脉冲进行交流，因此测量电活动模式可以帮助理解大脑的功能。脑电图（EEG）在精神分裂症研究中具有悠久的历史。在大众媒体中，EEG通常被称为"脑电波"研究，因为它在一系列波浪信号线上记录了大脑的电活动。精神分裂症患者中，有20%～40%会出现异常的脑电图。这些异常与患者的临床特征、疾病持续时间或疾病严重程度无关。通常在患者大脑的左右两侧都能观察到脑电图异常。虽然这些异常的脑电图模式不仅出现在精神分裂症中，其他精神病和神经病患者中也有发生。但是，精神分裂症患者中观察到的异常类型与癫痫患者中观察到的癫痫样活动并不相同。

精神分裂症中最新的大脑功能性神经影像学研究涉及功能性磁共振成像技术（fMRI）。fMRI结合了我们在对结构性脑部异常和RCBF的综述中描述的磁共振成像技术，用于检测在执行特定任务期间，不同的脑部区域中局部定位异常的脑能量使用模式。通常，任务被设计为主要在大脑的一个或几个区域上进行。而这项技术却不仅局限于某几个区域，最近甚至能在静止状态下用于识别精神分裂症的"默认网络"中的异常，"默认网络"是当个体没有积极地参与外部活动或与外界互动时被激活的一种网络结构。这表明精神分裂症中的功能性神经生物学问题不仅在大脑活跃时存在，而且在相对静止时也存在。与其他影像学模态的结果一致，精神分裂症中最常观察到的fMRI异常也包括在执行要求苛刻的认知任务期间出现额叶活动（额叶功能低下）降低。最近，一些数据表明，精神分裂症患者额叶的整体活动并未减少，只是更加分散，这表明其处理效率较低。并且，学者们认为精神分裂症患者的大脑必须更努力地工作才能达到正常人的平均水平。

总之，精神分裂症的功能研究发现大脑活动异常仅限于同时具有结构异常的区域。尽管在精神分裂症中结构和功能的某些异常并不会重叠。由于方法所限，我们很难整合精神分裂症中所有关于脑功能异常的报道。最重要的是，大脑活动的模式受到成像过程中的个体影响。因此，从精神分裂症患者中获得的功能性大脑图像，却很难通过在各种不同研究中执行各种不同的任务（例如，工作记忆任务、听觉警觉任务和语言理解测试）来合并。此外，目前还没有针对精神分裂症和偏执型人格障碍患者在持续受损过程（例如，运动任务表现，口语流利性，听觉注意力，工作记忆）中出现的共同缺陷的大型、可靠的研究。尽管功能性脑成像是一种强大的工具，但它还没有改变我们对精神分裂症谱系障碍及其治疗的理解，不过我们相信这一天不会太远了。

这种普遍性的例外是分裂型人格障碍，为此科学家们进行了很小但很重要的研究。由于研究发现的图像进一步证明了人格障碍在精神分裂症谱系疾病中的地位，因此这些关于分裂型人格障碍患者的功能异常报道十分重要。例如，一些研究发现，分裂型人格障碍的额叶激活异常类似于精神分裂症，但分裂型人格障碍患者会募集替代性的大脑区域，以帮助完成需要额叶激活的任务。

精神分裂症的遗传异质性和脑功能障碍

精神分裂症缺乏必要（充分）的环境或遗传因素已被认为是造成这种疾病的遗传异质性的证据。这一结论表明精神分裂症可能有几种遗传形式，也可能有非遗传形式。于是，便可以在具有家族史的精神分裂症患者（家族病例）和没有家族史的精神分裂症患者（散发病例）之间进行理论上的区分。此外，一些研究发现，这种划分对于识别疑似遗传性精神分裂症是有效和有用的。例如，在精神分裂症的家族性病例中，与散发性病例相比，其注意力受损更严重，尤其是通过持续操作测试（CPT）来衡量的持续注意力或警惕性。此外，非常有趣的是，我们注意到在精神分裂症患者的亲属中总能观察到注意力欠佳的表现。但是，并非总能发现精神分裂症家族性和散发性病例的注意力差异，且家族性精神分裂症患者在数字注意力任务（指跨度任务）上的表现要优于散发性精神分裂症患者。

精神分裂症患者大脑的电生理研究证据表明，家族性病例和散发性病例在注意力上的这些差异可能具有神经生物学基础。例如，家族性病例更可能对图像声音做出响应从而出现异常脑电波。同样，精神分裂症患者的一些亲属亦表现出了相同的诱发电位异常。精神分裂症患者的亲属在持续注意力测试和诱发电位记录中出现异常，并且这种缺陷在家族性精神分裂症病例中也比散发性病例更常见。相反，和家族性病例相比，在散发性病例中更常检测到不规则的脑电图。

目前已有足够的证据支持这一观点：即精神分裂症散发病例比家族性病例表现出更多的结构性脑异常。这种差异证实了早期研究的结果，即同病和不同病的同卵双胞胎之间的脑室大小没有差异，但是无家族病史的患者脑室明显增大。随后，研究还发现无精神分裂症家族史的患者的脑室：脑的比例要比具有家族病史的患者的脑室：脑的比例高21%。因此，研究的主体也就表明了，有相当一部分的散发性精神分裂症病例存在脑室增大。

精神分裂症散发性病例中脑异常增加表明环境因素在其病因中起着重要作用。双生子研究的结果进一步支持了这一假说。在该研究中，患病不一致的同卵双生子中的患病者比未患病者出现更多的神经系统诊断性异常。具体来说，患病者的神经心理功能障碍更严重、脑室更大、脑部 MRI 异常更多、额叶功能低下也更严重。由于同卵双生子在基因上是相同的，所以他们之间的这些差异一定来自于环境因素。

Tyrone Cannon 博士首先提出，产科并发症（OCs）可能与精神分裂症的遗传易感性结合而产生这些结构性脑异常。在高风险人群中，随着对精神分裂症的遗传易感性水平的提高，其皮质和脑室脑脊液占全脑的比例明显增加。此外，随着遗传风险的增加，OCs 对精神分裂症患者脑室大小的影响也增大。因此，对于父母均正常的受试者，OCs 对他的影响很小；在有一名患病父母的受试者中，OCs 的影响增大；而在父母双方均患病的受试者中，其受到的影响最大。

虽然，精神分裂症的异质性限制了我们对其病因学和病理生理学的全面理解，但是，如果我们能针对此问题进行更深入的研究，还是有望克服这一障碍的。目前，科学家们正在尝试基于临床特征、神经生物学措施甚至基于遗传亚群来分离出精神分裂症患者的同质亚群。最终，这项研究可能有助于我们了解精神分裂症的病程和预后，以及心理社会因素在疾病过程中的作用。基于这项研究的诊断系统的更新也将提高临床医生针对精神分裂症的不同亚组选择最有效治疗方案的能力。但在实现这些目标之前，我们还得继续通过充分了解患者个体、提高临床技能和同理心来找出对目前而言最合适的治疗方法。

脑功能的神经心理学测量

以上所述的大脑功能的生理指标，为证明精神分裂症患者的大脑无法完全正常地运行提供了有力证据。但是，由于它们仅测量了大脑的生理方面，我们对精神分裂症患者的大脑异常如何影响患者行为仍然知之甚少。而关于大脑异常如何影响行为的研究则是心理学的一个分支，称为"神经心理学"。在对精神分裂症的神经心理学研究中，神经心理学家要求患者执行许多任务，这些任务旨在测量特定的大脑功能。例如，为了测试语言记忆，神经心理学家可能会读一个故事，然后问患者问题以查看其是否记住了关键点。为了测试视觉记忆，科学家会向患者展示图片然后测试他们是否可以正确回忆。

我们大多数人都熟悉智力的概念，但对于神经心理学家来说，智力总结了一个人的大脑整体功能水平，通俗地说，它告诉我们一个人在被要求做脑力劳动时有多聪明。在标准智力测验中，精神分裂症患者的表现比健康受试者差，精神分裂症患者的智商（IQ）平均比正常人低5~10分。我们在此处强调"平均"是因为许多精神分裂症患者的智商都正常，甚至智商很高（可以想想《美丽心灵》中的 John Nash），并且还有部分健康人的智商低于某些患者。但是，精神分裂症患者的平均智商是较低的，这表明上述大脑结构和功能异常导致了执行任务的能力下降。神经心理学研究的目标是将精神分裂症患者受损的能力区分出来。

注意力是一个常见词汇，对于普通人来说有很多含义。神经心理学家将日常注意力的概念分为几类：**即刻注意力**是指短时间内专注于一项任务的能力；**持续注意力**可以评估长期专注于某项任务的能力；还有**选择性注意力**，即专注于一件事（如对话）而忽略另一件事（如背景音乐）的能力。精神分裂症患者在这些类型的注意力上均出现问题。通常，任务越困难，患者的注意力下降得越明显。

运动能力是指思维和肌肉协调完成任务的能力。运动能力一方面指速度，如可以在多长时间内完成任务？在大多数研究中，精神分裂症患者始终比正常人慢。但是神经心理学家难以确定这种缓慢是由于注意力还是其他能力的问题所致。不过，无论导致速度减慢的原因是什么，它都使精神分裂症患者难以像健康人一样高效地工作。因此，这也是患者们难以维持稳定就业的众多原因之一。

长期以来，精神分裂症患者在**抽象**和**概念形成**方面存在缺陷。此二者都是有效的高级思维的必要组成部分。抽象是将生活中特定、可观察的事物转变为一般原则的能力。概念形成最直接的例子是分类，分类说起来可能很简单，就像知道老鼠、猫和狗都是动物一样。但是概念的形成也可以非常复杂，例如，在学习道德行为的边界时。更重要的是，这些功能与我们日常所需的计划和组织能力紧密相关。不出所料的是，许多精神分裂症患者在此类任务中表现不佳，临床观察也表明他们缺乏一些该类技能。值得注意的是，患者们在这些任务上的不良表现与大脑血流研究中测得的额叶皮层活动减少有关。因此，在这一点上，神经心理学研究与上述影像学研究一致。

我们在对精神分裂症的临床描述中指出，思维障碍是一种常见症状。因此，这些患者在**口头表达能力**和**语言**的神经心理学检测方面也存在问题就不足为奇了。然而，这些问题与神经科医生在许多神经病患者中所描述的语言障碍不同。例如，精神分裂症患者通常会有轻微的语言问题，但其中诸如命名对象和理解语音等简单的功能不会受到影响，而这些简单功能在神经系统疾病患者中则经常受损。相比之下，精神分裂症患者通常会在执行复杂的语言任务时遇到困难。

从日常经验中我们都知道，**学习和记忆**是必不可少的常用心理活动。研究发现，精神分裂症患者有学习和记忆障碍。他们在口头信息（单词、句子、故事）和视觉信息（图片）方面都存在学习和记忆问题。在这两个方面，如果要求患者在短时间内或长时间内记住某些项目，就会发现其记忆力缺陷。

精神分裂症患者多在简单的视觉空间任务上表现良好。这些任务要求受试者观察问题并根据所看到物品的空间关系找到解决方案。例如，将一组木块按要求排列就是视觉空间任务。相对于其他神经心理学功能，精神分裂症患者的视觉空间功能似乎受损较少。这一发现可能与大脑不对称有关。这很复杂，因为它涉及正常人脑的生物学知识。我们将之尽可能地简化后描述如下：大脑由左右半球组成，彼此看起来非常相似，就如同将橙子切成两半后彼此看起来相同，此时我们说橙子是对称的。因此，除了某些例外，人脑在物理上也是对称的。但是，它在功能上是不对称的，也就是说左右大脑控制着不同的心理任务。最值得注意的是，左脑负责处理语言材料，它以逻辑、顺序的方式思考。相反，右脑处理非语言材料，常用于视觉空间和其他需要"不加语言"思考的任务。例如，如果我们要求您复制一个设计，那么您在复制时一般不会同时对自己复述设计的特征。当某些心理功能主要靠大脑的一个半球来执行时，我们就说该功能是"偏侧化"或表现为"脑侧化"。

神经递质功能障碍

目前已有的研究表明，精神分裂症患者的大脑无法正常工作。但是，我们还无法得知导致这种功能障碍的原因。例如，我们并不认为血流量减少、葡萄糖代谢异常或神经心理现象会导致精神分裂症。反之，最好将之视为被精神分裂症疾病过程影响的脑功能标志物。理想情况是，我们终将会知道是什么原因导致了这些大脑异常，而这可能会让我们找到精神分裂症的最终病因。

许多科学家提出，精神分裂症的根本病因可以在大脑的神经递质系统中找到。为了清楚起见，我们需要向大家简要概述该系统的工作方式：大脑由数千个被称做神经元的脑细胞组成，这些神经元从五种感官中收集信息，并将其传递给大脑中的其他神经元进行信息处理，同时这些神经元又可以将信息中继到大脑的一个或多个区域，以进行其他各种不同的处理，为了中继传导信息，一个神经元必须将化学信息传递给另一个神经元。

神经元之间有一个小的间隙，称为"突触"。如果要向第二个神经元发送信息，第一个神经元必须释放一种被称为神经递质的化学物质。这种神经递质穿过突触，最终落在附着于第二神经元的被称为"受体"的小平台上。当这些平台中有足量的空间被递质占据时，将在第二神经元中产生一个相对应的电信号已发送相应的信息，若此电信号的大小超过阈值，则在第二神经元上发送电脉冲。通过

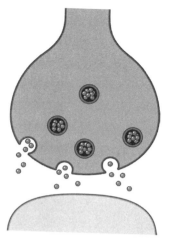

图 8-1 神经元和突触

神经递质储存在囊泡中，一旦神经细胞接收到信号，神经递质便释放到突触中。然后，神经递质分子扩散到突触间隙中，并与突触后末端的受体位点结合，影响突触后神经元的电活动。当神经递质与突触后突触侧的受体结合时，它会改变突触后细胞的神经元的兴奋性：它使突触后细胞或多或少地激发动作电位。如果兴奋性的突触后事件足够多，它们会增加突触后细胞产生动作电位的能力并起到延续"信息"的作用。许多精神活性药物和神经毒素可以改变神经递质的释放、再摄取以及和某个位点受体结合的能力。

这种方式，大脑中的神经元彼此联系，控制我们的思维和身体（图 8-1）。

突触的化学通信是一个非常有效的系统。但是，疾病可通过多种方式干扰此过程。例如，第一个神经元可能无法产生足量的化学递质，可能产生过多的化学递质，或者可能产生错误的化学递质。第二神经元也可能出现问题：可能没有足够的受体，或者可能有太多的受体。同样，如果受体形状异常，则第一个神经元释放的化学递质可能无法与之结合。因此，精神分裂症神经递质理论的共同观点是神经递质的浓度不平衡或突触处的异常活动引发了疾病。

尽管有许多功能成像的方法可通过量化能量消耗来检测"大脑激活"，但是精神分裂症患者的大脑功能异常并非仅仅简单地反映为不同的血、氧流量或葡萄糖利用率（尽管这些指标可能有一定指示意义）。反之，这些差异被认为是神经传递改变所导致的结果。因此，功能性脑成像上的异常改变只是间接地为潜在的神经化学和神经生理病理学过程提供了一些线索。

几十年来，中央多巴胺系统被认为是精神分裂症症状一个主要的神经后台，这是具有充分理由的，支持精神分裂症的多巴胺能假说的证据相当广泛。精神分裂症病理学的"多巴胺假说"主要源于以下观察结果：典型的抗精神病药物会阻断多巴胺 D2 受体，而间接的多巴胺刺激物（如苯丙胺）会产生类似于精神分裂症的精神病症状。多巴胺假说最初的版本认为，精神分裂症是由多巴胺能亢进引起的，即多巴胺分泌过多。后来经过重新修正，该假说集中于中脑边缘多巴胺神经元的过度活跃与额叶前皮质的多巴胺能低下之间的关系（导致额叶功能低下）。尽管仅仅多巴胺能假说可能过于简单以至于无法完全解释这种疾病的发展，但是实在是有太多证据表明精神分裂症患者存在皮质多巴胺能低下和皮质下多巴胺能亢进。

神经影像技术可能是当前最好的检测神经传递的非侵入性方法。正电子发射断层扫描和单光子发射计算机断层扫描等方法虽无法可视化实际的神经递质传递，但可以通过选择性地测量特定神经递质途径中的受体活性来进行间接检测。此类方法的应用表明，在精神分裂症疾病过程的早期，或者精神病首次发作的患者中，多巴胺转运蛋白的占有率不会改变，但却发现多巴胺 D2 受体在精神分裂症患者中比在健康受试者中被更多地结合，并且至少有部分患者出现 D2 受体数量增多。精神分裂症患者的大脑中 5-羟色胺 2A 受体似乎并未改变，且最近一项包含 23 项影像学研究的 Meta 分析也未发现 γ-氨基丁酸 A（GABA）受体参与疾病过程的可靠证据。

精神分裂症临床症状的多样性，有许许多多关于遗传病因之复杂性的证据，非典型抗精神病药物（如氯氮平）的多种神经化学作用，以及许多神经化学和脑结构异常的证明均表明——多种生物化学缺陷会导致精神分裂症。因此，除了多巴胺能功能障碍外，谷氨酸神经传递异常正成为精神分裂症病理学假说的核心。这一假说大部分源于以下事实：谷氨酸是中枢神经系统中普遍存在的兴奋性神经递质，可以与许多其他递质系统相互作用，包括多巴胺（因此，多巴胺能功能障碍可能是由于谷氨酸能功能障碍引起的）。伏隔核中的 N-甲基-D-天冬氨酸和 a-氨基-3-羟基-5-甲基-4-丙酸异恶唑酯谷氨酸受体调节伏隔核和额叶皮层中的多巴胺能神经元，但是在这两个位点上，谷氨酸的作用却有所不同。额叶皮层中多巴胺神经元上突触前存在谷氨酸受体能易化多巴胺功能，而伏隔核中谷氨酸能抑制多巴胺的再摄取，并促进多巴胺释放。这意味着干扰谷氨酸传递的物质将改善皮质多巴胺能机能减退和皮质下亢进，这与精神分裂症的多巴胺假说相一致。

谷氨酸在精神分裂症中起作用的进一步证据来自以下事实：谷氨酸是皮质水平加工和认知的关键神经底物。并且，改善精神分裂症患者的谷氨酸能功能可减少不良症状并改善认知。实际上，诸如苯环利定之类的谷氨酸能拮抗剂会在非精神分裂症患者身上引发精神病性症状，同时还能加剧精神分裂症患者的症状。苯环利啶通过与 N-甲基-D-天冬氨酸（NMDA）受体上的位点结合而起作用，该位点阻止钙和其他阳离子通过离子通道流入，从而抑制受体的功能。NMDA 拮抗药的作用不仅限于诱发阳性症状。例如，苯环利定和氯胺酮（另一种谷氨酸能拮抗药）在正常受试者的言语陈述性记忆和执行功能中产生阴性症状和认知缺陷。此外，对精神分裂症患者使用氯胺酮会恶化其精神病症状和神经心理学缺陷。

尽管有许多关于精神分裂症中多巴胺能和谷氨酸能功能障碍的报道，但科学家们仍在争论这些功能障碍的性质。关于这些神经递质假说的主要问题之一是：它们是精神分裂症的原因还是结果？由于精神分裂症患者通常要等到患病后才开始治疗，因此很难确定科学家们发现的多巴胺能异常是在疾病发生之前就已经存在，并促进了疾病的发生发展，还是多巴胺能异常是受疾病发作或药物治疗等影响的结果。如今，对未经药物治疗的首发患者的研究已经证实，这些异常在疾病发作之前就已经存在，并且随着时间进展会越来越严重。但我们需要在首发患者中进行更多的纵向研究，才能得出令人信服的最终结论。

精神分裂症的生化基础研究通常针对精神分裂症或分裂情感性障碍。因此，这两种诊断类别的研究结果很少分别报告，并且遗憾的是，我们尚不能将分裂情感性障碍的神经化学基础与精神分裂症区分开来。于是，我们无法在生化水平上区分精神分裂症和分裂情感性障碍。除此之外，分裂型人格障碍的神经递质研究的数量和质量也都不尽如人意。

精神分裂症的研究正朝着分子水平发展，分子分析方法有望阐明该疾病的病理学，并最终阐明其病因。然而，精神分裂症的真正分子病因学进展很慢，并且，对精神分裂症谱系疾病的分子生物学基础研究可能会落后。在揭示其真正病因之前，有必要在日益微观的分析水平（包括基因组水平）下对精神分裂症进行研究。未来几年的挑战将是进一步阐明引起这些疾病的特定病理因素。这些数据将为理解环境和生物因素如何组合以影响精神分裂症谱系疾病的发生发展打下基础，也有助于将每种疾病准确分类，从而制定特定而有效的治疗和管理策略。

9

精神分裂症是一种神经发育性疾病吗?

本章重点

- 当患病因素作用于正常大脑致其损伤，就叫做神经退行性疾病。
- 当患病因素作用于发育中的大脑，并阻止其正常发育，就叫做神经发育性疾病。
- 精神分裂症是一种神经发育性疾病，而非神经退行性疾病。
- 即便是相对晚发的精神分裂症(典型的就是在青少年后期和20岁出头)，也可能在好几年前就有了一些隐性的、不易察觉的、但是却提示神经发育异常的表征。
- 成年早期遇到的应激和其他环境因素可能使得本来就有神经发育异常的风险个体发病。

　我们之前讨论到的相关研究提示：精神分裂症发生于异常的基因和环境因素共同作用导致大脑功能失调的时候。在过去的20几年，众多学者(特别是 Daniel Weinberger 博士，Larry Seidman 博士和 Patricia Goldman-Rakic 博士)都认为精神分裂症是一种神经发育性疾病，而精神分裂症之所以会发生，则是因为在生命早期大脑建构异常。

　　为了理解这一概念，我们可以想象另外一类大脑疾病，并没有神经发育异常的基础，而是在大脑发育完全之后才受损。我们把这类大脑疾病称做神经退行性疾病，因为疾病的起因是使一个正常大脑受到攻击和损伤，一个常见的例子就是被医生称为"痴呆"的衰老现象。

　　而在神经发育性疾病中，大脑是发育失常的，换句话说，就是其大脑从未真正正常过。我们都知道，基因包含了大脑发育的"蓝图"，而对精神分裂症患者而言，其"蓝图"发生了错误，导致了大脑无法被正确"构建"。Patricia Goldman-Rakic 博士还提出了一个观点，就是精神分裂症患者大脑中的特定的神经细胞在发育过程中发生了错误的细胞迁移。这就是说，正常的大脑发育要求细胞在正确的位置并和周围的细胞发生特定的联系，而对精神分裂症患者而言，很有可能就是这些细胞处在了错误的位置，导致有的细胞无法和周围建立必要的联系，而有的细胞则建立了本不应该建立的联系。这就好比一个电工拿了一张建筑蓝图，上面写着让他把厨房电灯的开关安装在客厅。

　　正如我们之前所讨论的，精神分裂症基因和早期环境危险因素（如妊娠并发症）可能导致大脑发育异常。如果是这样，那么为什么这种疾病会多年保持休眠状态呢？要知道男性精神分裂症的平均发病年龄为 18～25 岁，而女性为 26～45 岁。如果大脑的蓝图就是错误的，难道我们不应该看到更多的儿童期精神分裂症吗？

　　精神分裂症的研究人员还在寻找这些问题的答案，同时，我们也会在此稍作回答。首先，回想一下前几章讨论过的研究发现：母亲患有精神分裂症的儿童在反映大脑功能的神经心理学测量上得分异常。而 Barbara Fish 博士和 Joseph Marcus 博士的研究表明，在他们当中，那些最终患上精神分裂症的儿童更是有着明显的神经系统异常。事实上，最近一项对类似研究的 Meta 分析所得出的结论是 3 种神经系统"软"体征（走路、无支撑站立和无支撑坐稳）的发生延迟是未来患精神分裂症的早期信号。这些研究表明，精神分裂症患者的大脑早在疾病发生之前，甚至在儿童时期就已经不正常了。

那些很晚才发展成精神分裂症的儿童，他们大脑的异常可能会导致他们在学校的功能受损，使得他们难以和同学建立友谊。Elaine Walker 博士收集了许多家庭录影，这些录影记录了精神分裂症患者首次发病之前、还处于儿童时期的情况，也记录了那些后来没有发展成为精神分裂症的个体的情况。然后 Elaine Walker 博士让心理学研究生和经验丰富的临床医生观看这些录影，让他们判断录影中的哪个小孩最终会患上精神分裂症。虽然出现了些许错误，但是这些评估者还是能对许多孩子进行正确分类。这就说明，尽管这些孩子可能很多年都不会发病，但他们的社会行为异常却已经明显到足以被评估者发现的地步。

这些研究显示，后来成为患精神分裂症患者的儿童存在行为异常，表明他们的大脑在早期就已经出现了异常。但是为什么精神分裂症通常在青春期后期或成年期才发病呢？一个可能的答案是，完成大脑发育的全过程是需要时间的，尽管大部分大脑发育在出生时就已经完成，但大脑在整个童年和青少年时期都还在发育。此外，最后完成发育的大脑部位是额叶皮质，该脑区参与我们人类的一些最复杂的思维和行为，脑影像学研究也发现在精神分裂症患者中存在这一脑区的异常。在发育的早期，大脑会产生比成年后所需的细胞数目更多的细胞，在个体成熟的过程中，童年时"过度生长"的大脑会开始丢弃一些不必要的细胞，这个过程被称为"修剪"。于是，随着个体在青春期晚期和成年期所承受的压力变得更为明显，再加上细胞的修剪过程，精神分裂症症状就可能通过大脑构造的缺陷开始显现出来(图 9-1)。

因此，精神分裂症的发病可能需要等待特定脑区出现异常发育，或者等待异常发育"暴露"出来。当这些大脑区域无法执行必要的功能来帮助人们应对从青春期到成年的转变或者成年后所面临的挑战时，精神分裂症就可能

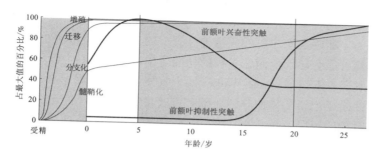

图 9-1　发育过程中的大脑生长

该图显示了人类发育过程中的大脑生长。从受精至出生期间，存在着迅速的髓鞘化、分支化、迁移以及增殖。在 15 岁之前，前额叶抑制性突触的活性很小，但在 15 岁之后，则有明显的增加。而前额叶兴奋性突触却恰好相反，在出生后，人类的前额叶兴奋性突触将明显增加，直至 5 岁。而 5 岁之后，前额叶兴奋性突触的活性逐渐缓慢下降，直至 17 岁左右。

随之而来。但仍然有许多患者是在 30 岁左右才开始发病，而这时大脑已经完成发育很久了。这种晚发的现象提示我们，在症状出现之前，可能需要环境因素对发育异常的大脑产生影响。

10

如何治疗精神分裂症？

本章重点

- 尽管目前还没有治愈精神分裂症的方法，但是抗精神病药物能够控制住许多患者的阳性症状。
- 抗精神病药物可能导致严重的不良反应，包括不自主运动、静坐不能、肥胖和代谢综合征。
- 目前规模最大、最全面的研究比较了多种治疗方法后发现：氯氮平比其他抗精神病药物更有效，但是由于氯氮平可能导致一种罕见但可能致命的——粒细胞缺乏症，使其临床应用受到了限制。
- 心理治疗本身是不足以治疗精神分裂症的，但是可以用于辅助管理疾病所带来的社会和行为问题。

在前文中，我们基于对精神分裂症的理解，介绍了疾病的很多相关进展。可惜的是，我们仍然没能获得一张具体的"蓝图"，告诉我们精神分裂症的大脑到底是哪里出了问题，或者是怎样才能"修复"精神分裂症的大脑。好在虽然我们没能掌握所有潜在的、隐性的真相，我们还是有许多的收获。当我们找寻更多的线索时，我们需要利用已有的知识来帮助精神分裂症患者及其家人，为他们减轻痛苦。俗话说，"太过追求完美是做不成好事的"，同样，即便不够完美，好的治疗方案还是有的。因此在我们试图对精神分裂症有一个完美的理解、开发个体化的治疗方案的同时，我们仍然必须根据已有的证据来区分什么治疗方法是"好的"、什么治疗方法是"不好的"。不好的治疗方法是指那些无效的、适得其反的或者有很大可能性发生严重不良反应的治疗；好的治疗方法则是那些有充足证据表明，能够帮助相当数目的患者减轻症状（至少是阳性症状）的同时，发生严重不良反应的概率又相对较低的治疗。但是目前的治疗方法并不是对所有患者都有效，我们也无法提前预知接受特定的治疗会对病情会起到多大的改善作用，不过这都是未来的研究方向，当然还包括对全新药物的寻找和开发。接下来，我们将对目前能够获得的、能够帮助到相当多的患者的、证据最充分的治疗方法进行综述。

是什么让患者接受治疗

对于患者和患者家属而言，精神分裂症的发病甚是可怕。患者开始出现很多奇怪的信念：有人在试图伤害他们，而这些人可能是朋友、亲人、陌生人或者名人；他们的思想好像被大声说出来了，以至于别人都能听见；他们独处的时候也能听见有声音在对他们说话……除此之外，患者还会无法清楚地表达自己的感情和想法，也会在被亲人和朋友怀疑的时候感到沮丧。此时患者能够感觉到哪里不对劲，但是并不会认为自己是一个需要得到专业帮助的患者。亲人和朋友可能会善意地同患者讲道理，但是这样的讨论往往会变成争吵或者激烈的争论。

患者的怪异信念、不合理行为以及日渐严重的孤僻会使患者的家属备受折磨，而当患者家属提出要患者去寻求医疗帮助，却往往难以如愿。因为对于精神分裂症患者本人来说，所谓的怪异信念就是事实本身，而非脑部疾病的反映。有一些精神分裂症患者会主动寻求治疗，但通常是出于一些奇怪的原因，比如，有一位患者曾经来到急诊室要求医生帮忙摘除他大脑中的无线电发射器；还有一位患者向牙医抱怨说，美国中央情报局（CIA）在她的牙齿里植

一书读懂精神分裂症

100

入了电脑芯片；另一位患者认为有老鼠在啃噬他的肠子而前来寻求解脱。因此，有些患者的亲属会试图说服患者，没准先去看一下家庭医生会有用。

就算精神分裂症患者最终去看了医生，但当医生建议到精神科咨询时，他们可能非常气愤。甚至在患者的妄想体系中，亲人、朋友，甚至医生都可能是施害者。在这个阶段，劝说患者住院检查对防止情况进一步恶化是非常重要的。如果患者拒绝入院并且对他人或者自身造成威胁，那么就可能需要通过法律规定的程序进行强制住院。法律规定的程序可能会很缓慢，这对于迫切希望患者得到住院治疗的患者家属来说可能是一个打击，法官也能够理解事情的紧急性，但是法官对法律的职责要求他们必须极其谨慎，在没有明确证据表明某个个体确实会对自己或他人构成危险的情况下，是不能够剥夺公民的人身自由权的。

治疗始于诊断

当精神分裂症患者极度暴躁或者行为失控时，医生可能会建议其进行紧急治疗，在解决眼前的问题，也就是使患者平静下来的同时，也收集了诊断所需的信息。一旦确定诊断，医生就会有一个治疗计划。

许多精神分裂症患者，甚至患者的亲人，都会因为诊断耗时而感到恼火。因为医生会要求患者进行许多医学检查：比如 X 线、血液检查和其他的身体检查。但是这些都是必要的，因为医生需要确保这些看起来像是精神分裂症的症状不是由于躯体其他疾病所引起的。若医生不知道这些症状其实是由毒品、脑肿瘤或者其他问题所引起的，那就会酿成悲剧。因为如果是其他问题导致的症状，其治疗方法和治疗精神分裂症是截然不同的。根据实验室的检查结果，医生才能够排除掉那些能够导致类精神分裂症表现的其他疾病。而之所以会采用排除法，是因为至今还没有能够诊断精神分裂症的实验室阳性标准。

为了尽可能找到典型的精神分裂症症状，医生需要花费额外的时间对患者进行仔细检查。在大多数医院，都有一个专业团队来进行联合诊断：社会工作者询问患者的家庭生活、心理学家对患者的人格和智力进行测试、医生和护士对患者的治疗史和家族史进行详细记录。团队中的一部分专家甚至所有专家都会同患者的家属和朋友交谈，以获取补充信息。对许多人来说，这样一个提供帮助的专业团队却可能是令人畏惧的，因为他们进行的访谈和测试可能看起来单调乏味，他们对治疗能起多大作用也并不清楚。我们在此建议所有的精神分裂症患者和家属打消此种疑虑，因为大多数专业人士都会乐意解释他们在做什么以及和其他专家所做的工作有什么联系。而患方与治疗团队的一个或者多个专家建立盟友关系，能够最大程度地让患者获取完整的诊疗过程和最好的医疗关怀。

我们还注意到，患者和患者的亲属经常分不清楚心理学家（psychologist）和精神病学家（psychiatrist），他们会疑惑道：为什么我需要两个医生呢？其实，精神病学家是受过专门的精神疾病诊断和药物治疗训练的医生，他们能够开具处方药物、监测患者对药物的精神以及躯体反应。而心理学家通常不是医生，他们是不能开处方的，只有极少数同时也是医生的心理学家例外。心理学家所受的训练是为了评估精神病理现象及其对思维以及情感的影响，他们专门针对那些可能导致功能损害的核心症状，同时使用心理学和行为学的技术来对精神分裂症进行治疗。

纵观整个诊断过程，患者和的其亲属必须牢记一点：即便是很明显的精神分裂症，在全面的诊断工作完成之前，治疗都可能不太成功，因为只有完成了全面诊断，治疗团队才能制定出最佳的治疗方案。

药物治疗

精神分裂症作为一种大脑疾病，其主要治疗方法就涉及那些能够影响大脑功能的药物，这你们应该不难想象。但是，在告诉你们这种药物是什么之前，让我们先确定你们是否知道这种药物它不是什么。首先，抗精神病药物并不能够根治精神分裂症。大多数患者的病情能够得到改善，但是也有的患者对药物反应不佳。其次，患病之后很少有人能过上完全正常的生活：轻微的症状可能会持续存在，严重的症状则可能复发。最后，无论如何，经过药物治疗的精神分裂症患者及其家人的生活质量通常会比未经治疗的要高很多。

抗精神病药物不是"化学紧身衣"。我们有时会听到外行人用这样的贬义词来形容抗精神病药物，将药物说成是一种精神控制的手段，更有甚者还直接指责精神病学家剥夺了精神分裂症患者的个性和创造力，使得患者无法掌握自己的命运。但事实是，没有什么比这种说法更荒谬的了。抗精神病药物通过调节大脑功能，帮助患者清晰地思考，从而更好地把握自己的生活。如果没有药物的帮助，患者的人格会渐渐瓦解成一堆恐惧和虚幻的混合物。药物才是走向康复的第一步。

神经阻滞药

神经阻滞药或**抗精神病药物**是一类具有相似化学属性的药物，而这种化学成分，使得它们能够减轻精神分裂症的某些症状。医生通常会在患者出现明显的阳性症状（如妄想或者幻觉）时开具这种药物，在这一阶段的患者往往由于过于脱离现实而无法意识到那些别人为了帮助他们所做的努力，而神经阻滞药有助于打破这道横亘在患者与朋友、家人以及治疗师之间的情感和沟通壁垒。自20世纪50年代这些药物问世以来，全世界的研究都显示了它们在治疗精神分裂症症状方面的有效性。平均而言，有2/3的患者得到了明显改善，但仍有25%的患者没有或者是几乎没有得到改善。

根据在诊断过程中收集到的各种信息（包括医疗方面和心理方面的信息），医生会为患者首选一种神经阻滞药。大多数情况下，单一用药都是要优先于合并用药的。当然，针对其他医疗问题或者其他的精神问题（比如情绪问题或者焦虑）时，还是可能会加入其他的药物来对症处理。所以，有时候治疗精神分裂症也需要好几种药物。可惜的是，医生无法保证第一次选择的药物就一定是对的，药物有可能是无效的，也有可能会导致严重的不良反应。

即使是在这种情况下，我们也会劝说患者去尝试另一种药物，而不是放弃药物治疗。因为大脑的运作机制是复杂的，而我们对精神分裂症的了解还非常不完整。虽然神经阻滞药这类药物都是相似的，但是其中一种无效，也许另一种会有效，这是许多精神科医生的临床经验。因此，如果医生尝试了一系列药物之后才找到缓解症状和控制不良反应的平衡，患者和患者家属是无需悲观和担忧的。由于我们无法得知哪种特定的神经阻滞药会对哪种特定的患者有效，这样的尝试实在是再正常不过了。

神经阻滞药的不良反应

遗憾的是，神经阻滞药带来治疗效果的同时也会给患者带来出现不良反应的风险，严重程度从令人不快到致人衰弱不等，甚至在极为罕见的情况下，还会导致死亡。但是，只要患者一直在接受精神病学家的诊治，这些问题是可以被控制甚至避免的。

由于神经阻滞药对大脑锥体外系的作用，其最常见的不良反应被我们称做"**锥体外系**"反应。锥体外系神经系统有着辅助控制运动的作用，锥体外系反应有三种基本的类型——**肌张力障碍**、**静坐不能**和**类帕金森症**——接受神经阻滞药治疗的患者中有 40%～60% 会出现锥体外系反应。肌张力障碍是指不自主的肌肉收缩，主要累及头面部的肌肉，而肌肉收缩的时候患者往往会感觉到不适，有时候还会觉得疼痛。

　　静坐不能是一种主观的不安感，它可能在患者踱步、抖腿、其他运动或者失眠的时候比较明显。静坐不能和其他不良反应一样，有的是轻微的表现，有的能达到让人极度恼火的程度，患者也可能会因此停止服药。类帕金森症是一种与帕金森病（一种神经系统疾病）几乎无法区分的情况，它的典型表现也是震颤、僵硬，有时还伴随着运动减少，患者可能没有什么面部表情，就像带着面具一样。

　　锥体外系不良反应通常在神经阻滞药治疗后的几天内发生，所以幸运的是，精神科医生也常常能有机会着手缓解这一问题。一种方法是换用其他的神经阻滞药，另一种方法则是加用专门的药物来对抗不良反应。患者和患者家属应该和精神科医生讨论这些症状，但是必须记住两点：一、这些不良反应的发生并不代表精神分裂症症状的恶化，众所周知，不良反应是神经阻滞药本身的效果；二、这些不良反应的发生通常也不是可以拿来质疑精神科医生水平的依据，因为现有的医学知识还无法帮助我们预测哪些患者会出现不良反应，以及这些不良反应会有多严重。

　　如果是长期使用神经阻滞药，则有可能出现一种叫作**迟发型运动障碍**的神经系统并发症。和锥体外系反应类似，迟发型运动障碍也会导致肌肉运动失控，并且通常累及面部，表现为不停咂嘴、伸舌头、做鬼脸以及左右挪动下巴。迟发型运动障碍并不像锥体外系反应那样容易被逆转，尤其是在老年患者当中。停用神经阻滞药有可能阻止运动障碍的进展，但是，有些时候，就算是停用了神经阻滞药，迟发型运动障碍的症状也不会消失。

　　研究表明，约有20%的患者在接受了神经阻滞药治疗后会出现迟发型运动障碍，但是我们仍然无法在治疗之前就预知哪些患者会出现，而哪些患者不会。因此，神经阻滞药的治疗必须在精神科医生或者其他对神经阻滞药的使用非常熟练的医生的监督下进行。对患者仔细的、定期的观察也有助于精神科医生在最容易治疗的早期阶段识别出迟发型运动障碍。

神经阻滞药所致的恶性综合征是神经抑制治疗时最严重的不良反应，所幸的是，这非常罕见。恶性综合征的临床症状是高热、心动过速、肌肉僵硬、意识改变、血压异常、呼吸急促以及出汗。一旦精神科医生怀疑有神经阻滞药所致的恶性综合征，就应进行血液检测来明确其是否存在。如果患者的血液中特定成分的水平出现异常，就有可能是恶性综合征。因为恶性综合征严重时可导致死亡，所以一旦发现，就应停用患者所有的神经阻滞药，以扭转恶性综合征。

低剂量的神经阻滞药治疗

在意识到神经阻滞药常常会伴随不良反应（甚至有时候还是非常严重的不良反应）之后，临床科学家们开始了在剂量策略方面的探索，探索的目标是在给予患者最小剂量的神经阻滞药的同时达到治疗效果。这种新的治疗哲学的理论基石是：患者终其一生，都只需服用医学上必要剂量的药物。

这些科学家们很快就了解到，在最严重、最紊乱的症状消退之后，而患者所用的药物剂量还没有减少时，就会出现神经阻滞药过量的情况。当精神分裂症患者处在非常神经质和激越的时期，医生通常会开具相对高剂量的神经阻滞药，但是，临床科学家们已经证明了当最初的神经质和激越消失之后，高剂量就不再是必须的了。再加上这些药物的严重不良反应，假如没有证据证明低剂量是无效的，我们就不能认为持续的高剂量是合理的。

但是，在治疗之前，患者和家属必须明白的是，医生无法知道药物的理想剂量。由于个体生理上的差异，要使不同的人达到同样的临床效果，所需要的药物剂量可能相差很大。因此，一名医生多次改变药物剂量并不奇怪，医生只是想找到治疗的最佳剂量。

理想情况下，一旦初始症状得到缓解，药物治疗就应该减量。这种出院后继续进行的长期治疗通常被称为"维持治疗"，因为它有助于维持个人的功能水平和他们在社群中的位置。尽管维持治疗非常有效，我们也必须强调，维持治疗并不能保证那些严重的症状不会复发。实际上，差不多有一半的精神分裂症患者就算接受了药物维持治疗，在两年后也会复发。若单看这个统计结果，的确是有冷水浇头的感觉，但是如果和未接受治疗的患者高达84%的复发率相比，这一数据还是不错的。

出院后的门诊治疗有两种可选的治疗策略：低剂量策略和间歇治疗策略。

低剂量策略是让患者的服药剂量维持在一个比原来的剂量低得多的水平，甚至有时候只是原来剂量的10%，而更强力的治疗则要留待症状恶化时再进行。但是，将目标症状控制在一个令人满意的水平上所需的药物维持剂量是因人而异的，而且遗憾的是，这个剂量还只能通过试错才能发现。

而间歇治疗策略，是在缓解期停药，只有患者出现复发风险的时候才重新使用神经阻滞药。这就要求患者家属和临床医生密切观察患者，这样在察觉到复发前的早期迹象时就可以加用药物对患者进行保护。由于可以导致过半的精神分裂症患者功能恶化以及复发，间歇治疗不常被采用。

"非典型"或"第二代"抗精神病药物

神经阻滞药在临床使用了一段时间之后，精神分裂症治疗领域的下一个重大突破就是被称作"非典型"或者"第二代"的抗精神病药物（如氯氮平、利培酮、奥氮平、喹硫平、舍吲哚以及齐拉西酮）的发现。这类药物与传统的神经阻滞药有几个方面的不同，在有些方面是更有益处的，比如，它们的锥体外系不良反应相对较少，因此可以帮助那些不能耐受其他药物所致此类不良反应的患者缓解病情，还有就是，服用此类药物的患者，迟发性运动障碍的发生率更低。更为重要的是，许多患者服用神经阻滞药无效，但是服用非典型抗精神病药物却是有效的，尤其是氯氮平，它对于帮助之前治疗抵抗的患者是有着最强证据支持的。可惜，和之前所有的抗精神病药物一样，这些新型药物也不能根治精神分裂症。但是无论如何，在看到对第一代神经阻滞药无效的患者在第二代抗精神病药物的帮助下获得较好治疗效果的时候，还是很欣慰的。

可悲的是，特别是在使用氯氮平的时候，可以导致一项非常严重的不良反应——粒细胞缺乏症，这会增加患者感染的概率，大约有2%的患者在接受了一年左右的氯氮平治疗后会出现这种危及生命的情况。尽管遗传可能起到了一定的作用，但是我们仍然无法知道谁会发生粒细胞缺乏症，而谁不会。所幸有一项血液检测可以告诉医生是否发生了粒细胞缺乏症。所以，如果患者坚持定期进行血液检测，就有可能预防这一不良反应所导致的死亡。但是，血液检测必须定期和频繁进行。因此，氯氮平不能用于那些病情严重到无法配合检测的患者。

抗精神病药物的另一个非常严重的不良反应是 QTc 间期延长，这意味着心脏典型电活动的改变。除鲁拉西酮、阿立哌唑、帕利培酮和阿塞那平以外，其余所有的抗精神病药物都被发现有增加这种不良反应的危险。第二代抗精神病药物还有一项没那么严重但是常见的不良反应，那就是体重增加，这种不良反应最常见于使用奥氮平期间，最少见于齐拉西酮和鲁拉西酮。大多数非典型抗精神病药物(除氨磺必利、帕利哌酮、舍吲哚和伊潘立酮)都有镇静作用，大多数抗精神病药物(除阿立哌唑、喹硫平、阿塞那平、氯丙嗪和伊潘立酮)也会升高催乳素水平，从而导致性功能障碍。

第一代和第二代抗精神病药物现已在美国政府、私营的制药公司和其他渠道资助的几个临床试验（其中最重要的是一项简称为 CATIE 的临床抗精神病治疗的有效性研究）中进行了比较和全面的评估。最近一项 Meta 分析进行了"头对头临床试验"的比较证实了氯氮平在有效性上略有优势，但是优势不大，相比安慰剂，所有的第一代第二代抗精神病药物都能显著减少精神分裂症患者的阳性症状。这样一来，这些数据也就提示，精神病学家和患者可以放心地尝试不同的治疗方案从而将不良反应控制在最小，同时不必担心疗效会大幅下降。

其他医学疗法

许多其他药物也被建议用于治疗精神分裂症，但是相关内容庞杂，本书无法一一讨论，患者和家属需要知道的就是，尽管神经阻滞药通常是治疗精神分裂症的首选药物，但是还有其他药物可供特殊情况下使用。

例如，锂盐对于一些精神分裂症患者是有效的。有些患者在进行神经阻滞药治疗的同时加用锂盐以增加疗效，而有些患者加用苯二氮䓬类药物（通常用于治疗焦虑）会有所帮助。但是对于某些精神分裂症患者，使用这些药物则有可能会加重症状。除此之外，有时抗惊厥药物（可以防止癫痫患者惊厥发作）对精神分裂症也有所帮助，尤其是对于暴力的、脑电图检测有异常脑电波的患者。然而，这些药物并不能有效地维持治疗，从本质上讲，它们当中没有一种是有效治疗精神分裂症的一线治疗药物，只是可能在缓解精神分裂症常见的情绪或者焦虑问题时起到一定的作用。

除药物治疗外，还有一些其他的医学方法也被尝试用于减轻精神分裂症的症状。电痉挛治疗就是其中之一，它通过施加电脉冲来对大脑产生影响，因此也被大众称为"电休克治疗"。电痉挛治疗被用于治疗一些严重的抑郁症，但对于精神分裂症，目前还没有证据表明它是有帮助的，而其他形式的脑刺激却显现出了减轻精神分裂症症状的潜力，如重复经颅磁刺激就是其中的一种。进行这种治疗，精神分裂症患者要经历几个疗程（通常是几周），在这期间大脑的特定部分会受到电磁波的刺激。典型的目标脑区就是那些被发现在精神分裂症中存在紊乱的脑区，如额叶皮质。最近一项对经颅磁刺激试验的 Meta 分析显示，有可靠的证据证明经颅磁刺激能够减少阴性症状，而阴性症状通常对药物治疗反应不佳。经颅磁刺激在减少幻觉方面也显示出了可靠的效果，但可能会增加其他阳性症状的发生率。总的来说，经颅磁刺激对于精神分裂症患者，尤其是那些有明显阴性症状的患者来说，可以算得上一个有用的、药物之外的辅助治疗手段。

治疗依从性

显然，如果患者不能正确服药，那么任何药物都不会起作用，在这一点上，所有疾病都是一样的，但是精神分裂症尤其容易出现这个问题。精神分裂症使得患者不能完全理解，至少是很难去理解药物的重要性。大多数人都会接受药物在减轻疾病时所产生的不良反应，但是，精神分裂症患者可能无法正确地衡量治疗所带来的好处和不良反应带来的不适。此外，对于有些精神分裂症患者而言，药物可能成为他们妄想的一部分，他们可能会认为医生是坏心眼地试图毒害他们或者控制他们的思想。

这些问题导致了近一半的精神分裂症患者在出院之后不再继续服药。即使是在医院里，也有 1/5 的患者并未服用医生开处的药物。不接受药物治疗，形成了一个复杂的法律、伦理以及医学困境。从法律上讲，除非法院判定患者对自己或他人构成威胁，否则我们不能强迫患者服药或者来医院。从伦理上讲，治疗团队理应尽可能地提供最好的治疗。而从医学上讲，最好的治疗方法通常就是抗精神病药物，但是患者常常会拒绝采纳。

这种困境不仅让临床医生们感到力不从心，也使得患者的家人万分沮丧。试想一下，当患者父母看到药物能够减轻孩子的精神病症状，却由于孩子拒绝服药，只能眼睁睁地看着孩子的病情恶化时，他们会有多么的痛苦。针对这一困境，没有简单的解决办法，我们只能采取措施来尽力规避。我们的经验是：医生、患者本人、患者家属必须在治疗早期就着手处理这个问题，特别是医生和患者家属必须共同努力来帮助患者持续接受治疗。如果家属中的某一个人(或者是某个朋友)是患者特别信任的，那么这个人应该在治疗依从性的规划上发挥主要作用。比起医生的建议，有些精神分裂症患者更重视那些来自于亲人或朋友的建议。

当然，如果朋友和家人也不懂得药物为何如此重要，他们就无法说服患者接受治疗。因此，医生或者治疗团队中的其他成员应该花时间针对这些问题进行宣教。精神病学家应该告诉患者家属，这种药物为什么是有效的，以及它可能会导致哪些不良反应。当患者家属理解了治疗的获益和代价时，他们就能更好地将这些信息传达给患者本人。患者的朋友和家人也需要成为好的观察者，因为如果我们能够在早期发现不良反应的出现或者阳性症状的复发，我们就可以通过换药来避免出现依从性问题。

但是，就算是做足了让患者及其家属配合治疗的准备工作，也会有不奏效的时候。这种情况下，就需要采取其他措施了。首先，医生应该确定患者是主动拒药还是被动拒药，这一区别至关重要。因为对有些患者而言，拒不服药是淡漠、活动减少等阴性症状的反映，不吃药和不出门、不跟亲人说话、不穿衣服等行为是一样的。如果是这种情况，医生可以开处一种长效药物来应对。

大多数抗精神病药物都是片剂，而且是短效的，一旦停药，药效就会迅速消失。相比而言，一剂长效药物却能持续数周有效。开发这些长效抗精神病药物，就是为了让药物能够被人体缓慢吸收，从而在一段相对长的时间内都能发挥治疗作用。然而，目前这种长效药物还没有可口服的片剂，只能注射进体内。所以患者就必须去医院进行注射，这可能会有点不方便，但是对有些患者而言，这是唯一的选择。

注射用的神经阻滞药也无法解决所有被动拒药的问题。因为这些长效药物是由强效神经阻滞药制成的，它们的不良反应往往会比片剂的神经阻滞药多，所以在许多情况下，患者会主动拒绝注射，或者是医生认为不良反应太严重、缺乏继续使用的正当理由。

如果患者是主动拒药，那么医生应与患者家属一起合作，来了解拒药的原因。原因可能有很多，有些患者深受不良反应的困扰但是却从不向医生或者家人提及，有些患者则存在会对治疗造成干扰的妄想，比如有个患者就坚信药物正在溶解他的内脏，还有一些患者则认为自己已经痊愈了，因而也不再需要药物。

一旦发现了治疗不依从的原因，医生就必须制定相应的计划，来逆转患者的决定，有些情况，是可以和患者晓之以理的，如果不行，我们还可以通过换药来达到治疗依从的目的。可惜许多拒药的决定是无法被逆转的，患者可能就是由于病得太重，从而无法意识到治疗的必要性。

这种情况下，法官就必须判断患者是否在法律上存在对自身或者他人的威胁。虽然，对于此种威胁，并没有一个简单的定义能够适用于所有的患者，但是举几个例子应该能够阐明它的含义：比如，如果一个人计划伤害或者杀害他人，那就是对社会有威胁的，有的人也许没有明确计划，但是如果他们的想法或者行为显示出了这种可能性，也会被认为是危险的。

至于对自己构成威胁的情况，自杀者就是一个最显而易见的例子。但是就算是面对一名非自杀性患者，如果其行为有可能导致受伤或者死亡，法官可能仍会做出有危险的判断。有一些精神分裂症患者拒绝进食，有一些患者则把自己置于其他的躯体性风险中，例如，一名患者在幻觉的指使下冲进车流，这就是对自己构成了威胁。

我们要强调的是，对危险性的最终裁决是一项法律判决，而非医疗决策。尽管医生的意见会很大程度上影响法官的决定，但是如果没有法律批准，医生是无权治疗不合作的患者的。当然，医生的权限也取决于当地的法律系统。

心理治疗

心理治疗，或者说精神疗法，是一个非常宽泛的术语，它指代所有的通过与罹患个体和/或其家属交谈，来试图改变其思想和行为的治疗方法。这不是说心理治疗和药物治疗不能同时使用，事实上，对许多精神分裂症患者来说，心理治疗和药物治疗结合是最理想的治疗方案。在心理治疗的过程中，来访者会定期和治疗师会面，谈论一些可能和精神分裂症的病因没有直接关系的问题。心理治疗有很多种，不同心理治疗之间的差别也很大。有的心理治疗会让患者回忆童年；有的治疗师说得很少，但试图引导来访者对自己的生活和困扰进行更深的思考；有的心理治疗只处理患者的日常问题，在这种治疗中，治疗师常常会帮助患者解决具体问题（如找工作）。

美国精神病学协会心理治疗委员会对精神分裂症和其他精神疾病的心理治疗进行了研究，得出的结论是，尽管心理治疗对许多其他精神疾病有用，但它本身并不是治疗精神分裂症的有效方法。该委员会没有排除精神分裂症患者进行心理治疗的可能性，但它明确指出，心理治疗应该被视为药物治疗的补充，而不是替代。

在精神分裂症的治疗中，心理治疗师的技能在很多方面都非常有用。发展一种建设性的医患关系将提高药物治疗的依从性以及强化之后进行行为和家庭治疗（我们在下文会讨论到）的动机。通过帮助患者处理精神分裂症的社会和心理影响，心理治疗师也就成为了患者宝贵的盟友。

行为治疗

　　行为治疗和其他的心理治疗方法有几个方面的不同，比如，行为治疗的目标是利用心理学家发现的科学学习原理来改变患者的行为。这些原理基于数十年的心理学研究，描述了控制学习行为的规律。行为治疗师利用这些规律来改变患者的行为。

　　有一种很著名的行为治疗，叫做认知行为治疗（CBT）。CBT对一系列精神障碍都非常有效，但是被应用于精神分裂症只是最近的事情，它目前被认为是药物治疗的补充。CBT已被证明有助于有效管理阳性和阴性症状，并且可以提高患者对药物治疗方案以及医嘱的依从性。在某些情况下，CBT还可以提高患者的洞察力，减少攻击性。至于阴性症状，CBT往往侧重于患者的社交无力，目标之一是帮助患者达到理想的社交活动水平。例如，明显的社交孤立可能会导致精神分裂症的恶化，另一方面，过多的社交活动则可能会导致精神病性症状的增加。如果咨询师和患者家属不了解患者控制社交活动的必要性以及一些社会退缩行为背后的自我保护本能，他们可能会为了让患者参与社交活动而施加过多的压力。

　　针对精神分裂症患者的行为康复计划必须要根据患者的特定问题和担忧进行量身定制。可供选择的方法有很多，接下来，我们将简要回顾三种在精神分裂症治疗中有效的行为学方法：奖惩、社交技能训练和家庭行为治疗。

奖惩

　　奖惩对行为的影响是显而易见的，我们通常都会选择做会被奖励的事情，而避免那些会遭到惩罚的行为。奖励可以是金钱、物品以及社会认可，惩罚则可以是撤销奖励或者施加身体或情感上的伤害。心理学的学习原理描述了奖惩的变化是如何改变行为的，在一项名为"代币经济"的治疗项目中，这些原理已经被谨慎地应用在精神分裂症患者身上了。"代币经济"仅在治疗环境中有效，在这种环境中，患者可以被长时间观察。治疗环境包括：医院病房（供患者过夜）、日间医院（供患者白天住院）以及集体疗养院（供某些患者接受监管）。"代币"是指任何体积小却容易识别的物体（如扑克筹码），代币用于奖励个体的适当行为。最开始，无论患者行为如何，都给代币，个体能够使用代币从工作人员那里购买到奖励，奖励通常是有价值的物品（如食物）或者特权（如可以进入电视室或者游戏室），通过这样，个体就会学习到代币是有价值的。

患者通过使用项目开始时得到的代币向工作人员购买奖励，从而了解代币的价值。最终，患者必须自己开始赚代币，而代币的赚取规则是该行为项目的工作人员根据每个人的情况量身定制的。项目会明确规定要获取特定数量的代币所需的行为改变的类型和程度。

代币经济可以教给精神分裂症患者适当的自我照顾行为以及社会行为。可惜的是，一旦离开这个项目，患者想要继续改变就常常很困难了。这个方法的另一个问题是，对临床医生来说，要想增加预期行为的频率，他们必须亲眼看到患者在这么做——即使患者做得很少。举个例子，我们可能希望教会一名病情较重的患者如何与他人交谈，如果他从来不和别人说话，那么代币也帮不了他，但他如果只是很少和别人说话，那么通过代币奖励交谈的行为，我们就能提高他的社交水平。在许多情况下，患者压根不会进行任何形式的预期行为（通常是社交行为），事实确实是这样的，一些患者几乎不会有什么合适的社交行为，而响应获得程序（responseacquisition）法就是为了处理这个问题而创造的。顾名思义，这些方法是帮助患者获得一个他们目前缺乏的响应反应（也就是一种行为），而由于这项工作最主要关注的还是社交行为，因此也常被称为社交技能训练。

社交技能训练

社交技能训练通常是针对一群患者的团体训练，这就创造了一个利于教授社交行为的模拟社交场景。尽管不同的医院和医生采用的具体训练方法不同，但是这些方法都有着一个共同的特点：治疗师积极地教授团体中的患者如何在社交场景中运用语言以及非语言动作。

美国布朗大学的 James Curran 博士曾开发了一个项目，项目由 3~4 名患者和 2 名协同治疗师组成。在一段典型的治疗小节中，治疗师要完成 8 个任务：①治疗师回顾前一小节中所学到的社交行为，并确定团队的成员是否在训练环节之外也练习了这些社交行为，显然，如果个体不将新学到的技能运用到现实社交场景中去，那么社交技能训练就是毫无用处的。②接下来，治疗师会总结在这一小节中需要学习的课程，并阐明需要学习什么行为，以及为什么这种行为在社交场合中是有用的。③由于患者通过观察来学习的效果是最好的，因此治疗师会演示课程中描述的技能，或者放映一段示范视频，让患者们观看并鼓励其根据需要提出问题。④然而由于精神分裂症患者非常被动、不愿提问，治疗师会基于患者观察到的情况对患者进行测试，以确保患者有认真听课。⑤接下来，团体中的患者就该轮流练习新学到的社交技能了，通常是让患者两人一组成对练习，每一对的表现会被记录下来。⑥整个团队一起观看每对患者的行为记录，然后由治疗师引导一场讨论，目的是向团队提供反馈，并帮助其他人更好地学习如何练习技能。⑦在所有成员轮流反馈了之后，他们通过两人一组的反复练习来掌握所学技能。⑧小节结束时，治疗师会要求团体成员在课程之外也去练习新学到的社交技能，且通常会先设定一个合理的目标，比如，治疗师可能会要求患者每天练习一次。

家庭行为治疗

虽说家庭环境并非精神分裂症的病因或致病原因之一，但是它却可能影响疾病的进程，换句话说，特定类型的家庭互动可能会恶化精神分裂症症状进而升高复发率和住院率。因此，家庭行为治疗是假定家庭行为会影响病程，但不是说疾病是由于不良的家庭互动所直接或间接导致的。家庭行为治疗的目的是减轻患者生活中的压力，并鼓励家庭也参与到疾病的治疗中来。

IanFalloon 博士在英国率先提出：家庭行为治疗有三个主要的组成部分，即教育、沟通和解决问题。教育的部分是试图减少家庭成员因疾病而产生的自责，当家庭成员由于亲人罹患精神分裂症而责备自己时，所产生的紧张和不良情绪会营造出一种对患者及家庭的健康都不利的心理氛围。一旦家人知晓了精神分裂症的生物学基础，他们就能抛开罪恶感，这在患者的治疗过程中会起到更大的帮助。知晓疾病的生物学基础也有助于家庭意识到神经阻滞药治疗的必要性，有些人仍然视抗精神病药物为一种弊大于利的约束手段，但这种错误的观念是可以通过有效的教育来纠正的。

同时，患者家人也会被告知：精神分裂症患者本人是无法控制其症状的，所以对一名精神分裂症患者进行说教，告诉他们"不要这么偏执"或抱怨他们"太懒"，是无用甚至有害的。因为患者无法控制自己偏执的想法或者阴性症状所导致的淡漠和退缩，所以指责患者故意表现出这些症状不仅会增加患者的压力，也会让亲人备受打击，而这显然就会形成一个充满压力的家庭环境。

还有就是，必须要教育患者亲属不要向患者传达对其社交或职业功能的过高期望。许多精神分裂症患者自患病起可能就不会工作、也不会结婚了，就算他们还工作，通常也是一些工资和地位相对较低的工作。如果患者还能胜任工作，即使是工资回报最低的工作，家人也应该感到高兴，因为对于精神分裂症这样的致残性疾病而言，这已经是货真价实的成就了。当然，我们这么说并不是想要泼冷水，精神分裂症患者可以实现最好的自己，有些轻症患者能够取得比普通的精神分裂症患者好得多的成就，而我们的目标只是想让患者及其家庭能诚实地设定一个"合理的"期望值。

也许最重要的教育是，患者家属需要学习如何识别患者在家庭环境中的潜在压力。尽管我们也可以定义这种压力并从研究文献中找到例子，但是压力的定义通常是因人而异的。因此家属必须学会对患者保持敏感，通过了解患者对压力的反应以及敞开沟通，家属可以降低压力水平、营造一个更健康的环境来促进康复。

当然，在一些家庭中，敞开沟通并非易事。许多家庭还不具备能够通过教育环节来获得充分受益的沟通技巧，此时，就常常用到"响应获得程序"来教授这种技能，教授方法则类似于上文描述过的、针对患者的方法，不同的是，现在强调的是那些在家庭环境中最为需要的沟通技巧。有一些家属能够察觉到相关问题，但却不具备找到和实践解决方案的技巧。正是因为如此，家庭行为治疗在降低精神分裂症复发率方面取得了具有临床显著意义的成功。

其他注意事项

心理治疗与药物治疗相结合可能有助于预防复发。在一项研究当中，制定了包括社交个案在内的行为治疗计划来帮助患者处理主要社会角色、工作场景以及职业康复咨询，出院两年后，那些既没有服用神经阻滞药也没有接受心理治疗的患者，有80%都复发了，相比而言，仅接受了药物治疗的患者只有48%复发率，而那些不仅接受了药物治疗还接受了心理治疗的患者则比仅接受药物治疗的患者情况还要好。单用心理治疗可以降低回归社区的患者的复发率，但是只在前 6 个月有效，超过 1 年，它就会失去效果，除非患者同时还服用了有效的药物。这项研究提示：行为治疗和药物相结合的疗法至少在出院后的一年内是可以让获益最大化的。

也有研究发现，心理治疗虽然能够在出院后改善那些几乎没有什么精神分裂症症状的患者的适应能力和人际关系，但是对于那些具有严重症状的患者而言，心理治疗反而会加速病情的复发。基于这一发现，研究者建议只对目前没有精神分裂症症状的患者进行心理治疗，他们认为行为治疗可能对那种症状严重且明显的患者有害，因为这种患者无法理解治疗，所以会感到无力应对治疗带来的新挑战。

事实上，很多研究者都已经证实，康复治疗过度可能会导致过度刺激以及精神分裂症阳性症状的复发，如出现妄想和幻觉。例如，英国医学研究委员会社会精神病学研究部的 J. K. Wing 博士及其同事在 1964 年报告了一组慢性精神分裂症患者在进入营运的康复训练营之后再次出现了妄想和幻觉。如果能够让患者有充分的准备，这种情况本可以避免发生，比如，在住院期间就鼓励他们参加病房劳作，然后再参加医院的职业训练营。

其他的心理治疗也是，一不小心就有可能过度刺激患者，进而导致精神分裂症阳性症状的重现。例如，旨在揭示"无意识动机"和"角色功能"的高强度的团体心理治疗可能会加重精神分裂症的症状。文娱治疗、职业治疗、团体活动和再社会化治疗通常是有用的，但如果进行得太过积极，还是有可能成为过度刺激的潜在来源。

另外，也有其他研究发现，刺激不足的环境（如大型精神病院的慢性病房）和精神分裂症的阴性症状（淡漠、动力缺乏、行动迟缓、社交孤立和言语贫乏）之间存在关联。因此，对精神分裂症患者的治疗就像是走钢丝：一边是刺激不足可能导致阴性症状；而另一边是过度刺激可能会导致阳性症状。神经阻滞药在对抗过度刺激方面可以提供一些保护，但是长期随意使用药物可能会导致一些患者出现麻烦的神经系统并发症。行为治疗也许能鼓励慢性患者从孤僻中走出来，但是也可能将阳性症状一并带回来。治疗精神分裂症患者，其基本点就是要为这些极度脆弱的人们提供最合适的条件。

住院

在过去的一个世纪里，精神病院经历了巨大的变化。起初，这些精神病医院并不比监狱好多少，患者的身体是被束缚的，由于医学知识的缺乏，也几乎没有真正的治疗。渐渐地，这些装满了人类的混乱与绝望的仓库开始变成了真正的医院，精神分裂症患者开始接受治疗，而在临床应用神经阻滞药之前，其实很少有患者能获得显著改善。

对于许多精神分裂症患者来说，精神病住院治疗有时是必要的。采用住院治疗有四个基本原因：诊断评估、药物调整、降低患者或他人的危险以及处理紧急状况。但是这样的医院就很少像过去一样用于疾病的慢性治疗了，对于大多数患者而言，长期住院并未比短期住院更有效。

患者的住院时间越长，就越不想离开医院。但是长期住院会加重精神分裂症阴性症状，并导致"禁锢"综合征，表现为兴趣和动力缺乏、缺乏个性、顺从以及个人习惯变差。因此，在初期治疗将阳性症状控制住之后，如何减少患者在精神病院的住院时间就变得很重要。除非有特别的指征提示患者应该留下，那么，越早出院越好。很多研究都显示了尽早出院所带来的好处，患者和直系亲属的家庭生活受到的干扰会更小。现如今，治疗的大趋势就是短程的住院治疗和强化的门诊治疗。

当然，尽早出院的政策可能有点矫枉过正了。在没有为患者回归社区做好合适的准备的时候，无差别地让每一位患者在经历比如说两周的治疗后都出院，是不可取的。在没有考虑各种设施的可及性的情况下，贸然将患者转介到社区进行照顾，会造成无家可归的或居住困难的、失业的以及不能自理的精神分裂症患者的数目增加。患者在社区里无事可做，他们无所事事的程度和在慢性病房里的情况也类似，然而，不同于住院患者，社区里无家可归的患者还会遭受犯罪行为和缺房少食的折磨。

过于强调社区照顾同样也给患者家人造成了压力，而对于给家属施压后果的研究也有：有近30%首次住院患者的亲属和60%再次入院患者的亲属反映受到一个甚至更多问题的困扰，并且他们将问题的直接原因都归于他们必须照顾自己患病的亲人。所幸的是，针对患者及其家庭的支持团体(如全国精神疾病联盟)可以帮助患者的家庭处理这些为了照料精神分裂症患者或者其他精神障碍患者所产生的负担。

当患者在医院治疗阳性症状时，应尽可能地评估患者及其重要亲属或朋友的优势和劣势，同时也应评估所有可用的社区设施，如精神卫生诊所、日托中心、职业指导中心、俱乐部和过渡宿舍。一旦选定了合适的社区设施，应在患者住院期间就开始人员的对接以及其他准备工作。只有先认真做好了准备工作，才能制定长期的治疗计划。如果患者只需短期住院，那么，尤其是在出院后，应向患者及其家属强调药物维持治疗的重要性。

长期住院

有些患者可能无法早出院，他们的阳性症状可能对常规剂量的神经阻滞药没有反应，或者由于不良反应太严重而必须不断地在调整剂量或者从一种神经阻滞药换到另一种。有些患者则是因为缺乏工作技能或者患者教育，需要相对长时间的准备才能出院。在许多情况下，患者很穷，可能没有足够的资金支持他们在社会上重新安定下来。其他情况下，患者可能长期存在精神分裂症阴性症状，并伴随着偶尔复发的阳性症状。即使是在这些症状已经被抗精神病药物缓解了之后，阴性症状的持续存在也会对他们早日重返社会造成阻碍。

慢性精神分裂症的康复

慢性精神分裂症患者的康复是耗时且需要耐心的，制定好计划和目标后，还需要持之以恒的努力，康复计划的成功不仅需要专业技巧，还需要管理才能。康复是一个循序渐进的过程，包括一开始在医院做的简单任务，再到在医院外的庇护工场进行的更复杂的工作，最终全职回归社会。我们应该利用一切现有资源，跟着患者自己的节奏，一步一步使他们恢复健康。而如果我们想要帮助这些患者和他们的家庭，同情、决心、宽容和理解是必不可少的。

那些参与照顾精神分裂症患者的人应该意识到，过度热情、情感上的过度投入以及无视治疗方法的进展，可能会伤害到这些患者及其家人。一定要记住，精神分裂症的确切本质仍然是未知的。需要更多的研究来评估当前治疗方案的有效性，要知道其中有些方案其实是被盲目接受并用于日常工作中的。因此，在这个阶段，以批判的态度对可能需要进一步研究的问题进行仔细的临床观察是很重要的。所有专业人员——精神病学家、全科医生、心理学家、护士、社会工作者、职业治疗师、文娱治疗师和咨询师——的跨学科合作至关重要。最后，想要有效地实施治疗方案，一定不能低估患者及其家庭在应对精神分裂症方面的经验价值。

我们必须再次强调，尽管科学家们还没能描绘出精神分裂症病因的蓝图，但我们仍然可以帮助患者及其家庭来减轻他们的痛苦。

分裂情感性障碍

迄今为止，相比"较为轻微"的谱系障碍（如分裂型、分裂样、偏执型人格障碍或分裂质）患者，精神分裂症的治疗进展给严重谱系障碍（如分裂情感性障碍）患者带来的受益更多。基于分裂情感性障碍同时具有的情感性和精神病性特征，以及它跟双相障碍和精神分裂症的混淆，它最常需要进行的检测，就是对情绪稳定药和抗精神病药物的反应性检测。一篇关于这些研究的综述针对双相型和抑郁型分裂情感性障碍提出了非常明确的治疗策略。在过去，无论是用典型的抗精神病药物还是单用锂盐，都有用于治疗双相型的分裂情感性障碍的案例，但是同时使用这两种药物更有效，因此更可取。对于抑郁型分裂情感性障碍的治疗，抗精神病药物和抗抑郁药物联合治疗并不优于单独的抗精神病药物治疗。然而，上述治疗策略并没有在临床对照试验中评估过。不过这也无关紧要了，因为这些方法也不再推荐用于治疗这种疾病了。事实上，在许多患者身上，新一代的药物已经取代了锂盐和典型抗精神病药物。

一些患者使用较新的情绪稳定药（如丙戊酸盐和卡马西平）、第二代抗精神病药（如氯氮平和利培酮）的效果更好，因此这些药物被用得越来越多，而地西泮和典型的抗精神病药物则用得越来越少。例如，双丙戊酸盐被发现能够显著提高75%的双相型分裂情感性障碍患者的整体功能，并且很少出现导致停药的严重不良反应。对于耐受性良好的患者，尤其是抑郁型分裂情感性障碍患者，卡马西平可减少住院、复发以及随之而来的抗精神病药物的使用。

大多数关于分裂情感性障碍的研究工作提示：这些较新的情绪稳定药和抗精神病药物，无论是单独使用还是联合使用，都能有效缓解许多患者的症状。在治疗抑郁型和双相型的分裂情感性障碍方面，奥氮平明显比氟哌啶醇更有效。相对而言，奥氮平对正处于躁狂或抑郁的患者最为有效。而且，奥氮平相比氟哌啶醇的耐受性更好，不良反应更少，但是体重增加的可能性更高。齐拉西酮对于精神病症状和整体功能也有着剂量相关的有效性。非典型抗精神病药作为一个整体，对分裂情感性障碍的效果或许比对精神分裂症还好，这可能是因为它们对5-羟色胺1A受体、5-羟色胺1D受体以及5-羟色胺2受体的亲和力更强。

精神分裂症谱系人格障碍

相比关于治疗精神分裂症和分裂情感性障碍的文献，有关治疗分裂型、分裂样和偏执型人格障碍的报道要少得多。许多对人格障碍进行药物干预的研究所检查的受试者有着广泛的共患疾病，这样一来就很难将结论单拎出来用于解释特定的某种人格障碍（在这种混杂的受试组中，共病分裂型人格障碍和边缘型人格障碍也许是最为常见的）。

还好，尽管这种有缺陷的研究方法仍然还在被科学文献所报道，但是整体的趋势显示，这种研究方法正在被淘汰，取而代之的是更为可靠的研究方法，其采用的是更"纯粹"或者"精准"的诊断分组。但目前为止，这种研究仍然很少，所以，在此我们仅对迄今能够收集到的情报进行一个简短的回顾。

分裂型人格障碍

由于分裂型人格障碍是一种复杂的、（可能）有不同病因的疾病，所以一种治疗方法不太可能对所有患者都有用。更可能的情况是，对于不同表现形式的分裂型人格障碍，采用不同的治疗和治疗组合才是最有效的。

患有分裂型人格障碍的患者常把他们所处的世界视为一个奇怪并且充满危险的地方，正因为如此，这些患者也可能需要延长疗程。与大多数人格障碍一样，这种情况仍然推荐使用心理治疗进行干预，而药物治疗的应用前景（除疾病急性期以外）在很大程度上还只是一个远大理想。比如，2012 年以来的一项 Meta 分析显示，抗精神病药物治疗能够减少分裂型人格障碍中更为精神病谱系样的症状，但却对改善整体功能或者降低疾病严重程度毫无用处。对分裂型人格障碍来说，临床医生和患者之间可能很难建立起融洽和信任的关系，但是，这些因素对任何治疗的成功都是至关重要的。这可以通过建立一个温暖的、以来访者为中心的治疗环境来实现，在这样的环境中，患者的妄想或者不恰当的信念会被慢慢地合理化，而非直接遭到质疑。

鉴于患者常常会出现偏执和多疑，以及其他的阳性、阴性症状和神经心理缺陷，相比强调支持和认知的行为治疗，让他们自己进行探索性的心理治疗难以产生积极的效果。因为行为治疗往往强调的是具体的短期目标，并且提出了实现目标的明确方法。而分裂型人格障碍的患者特别容易在压力大的时候失代偿，并可能经历短暂的精神病发作，所以他们可以通过减压技术（如放松技巧、锻炼、瑜伽和冥想）而获益。值得庆幸的是，有证据表明，至少还是有一部分具有分裂型特质的人，可能会在压力大的时候寻求治疗。

除了精神病症状外，治疗还应解决其他问题，包括对个体认知优劣势的了解，这可能有助于患者直面并且处理其生活中长期存在的问题。例如，个体可能存在注意力、言语记忆或者组织能力的缺陷，导致各种各样的教育、职业和社交失败，并强化了负面的个人形象和焦虑体验。

患者了解到自身认知功能的受限，他们便可能以一种更为良性的方式来重新定义遇到的困难，因此也就能对个人、教育以及职业目标作出更实际的选择。

在某种程度上，可以减轻特定认知领域的缺陷。例如，在获取信息、组织信息以及提取信息上的缺陷，可以通过针对这类困难而设计的标准流程（如采用"记忆笔记本"来记录信息、使用预约簿以及提取新信息）来减少的。除此之外，社交技能训练和家庭行为治疗可以帮助缓解社交焦虑，克服被孤立的感觉。强化的个案管理以及日间住院治疗可能也会有用，但是花费也更大。

虽然，以上讨论的心理治疗方法用于分裂型人格障碍似乎是合理且合适的，但仍需要更多的研究来确定到底哪种方法是最有效的。目前，这类研究还很少见，但事实证明，在精神分析的疗程中，是几乎看不到什么治疗改变的。有记载称，日间住院对分裂型人格障碍的预后也有一定的好处。包括以精神动力学为导向的个体以及团体治疗、艺术治疗和日常社区会谈在内的强化治疗方案平均耗时 5.5 个月，极少改变整体功能，但是症状还是有中等程度的下降。

有几项研究探讨了药物治疗分裂型人格障碍的效果，但是大多都只纳入了少量的被试，并且混杂了分裂型人格障碍和边缘型人格障碍。因此，其结论需要留有余地。特别是典型抗精神病药物，被推荐用于急性期减少阳性症状或抑郁情绪，但是其不良反应的高发生率可能阻碍了它在其他情况下的广泛应用，包括疾病更加慢性、稳定的阶段（如非危急情况）。其他类型的药物则显示出非特异性的作用，比如，氟西汀常被用来测试对分裂型人格障碍的疗效，并且它被发现可以减轻分裂型人格障碍和其他共病障碍患者的一些症状；然而，在完全由分裂型人格障碍患者组成的群体中，这种疗效就并不显著了。

分裂样人格障碍

和分裂型人格障碍一样，分裂样人格障碍的表现和可能的病因也被认为多种多样。分裂样人格障碍的异质性、慢性本质以及其由于阴性症状所决定的特性（即通常难以形成理想的治疗氛围），使得它尤其难以治疗。除了这些限制因素外，针对分裂样人格障碍结局的研究实际上是缺乏的，这就意味着我们甚至无法判别什么才是常规治疗建议，但是，下面我们还是列出了一些得到大家共识的治疗选择。

孤僻、快感缺失以及情感受限这些分裂样人格障碍的表现，只有在具备牢固的治疗关系和稳定的治疗环境的理想临床条件下才能够得到控制，在这个环境中，尤其是在危急时刻，患者可以学会去依靠临床医生所提供的支持。现有的研究也支持认识行为治疗在发展社交技能和增加人际敏感度方面的作用，而支持性心理治疗（而非深刻的或解读性的心理治疗）则通常被认为是有用的。由于患者可能对分析性的方法不能很好地耐受，所以应避免在以实用目标为导向的治疗中采用这种方法。因此，设定具体的、已经达成共识的治疗目标有助于丰富以及延伸治疗经验。如果是为了提高人际交往能力和整体社交动力，那么可以推荐团体治疗，但仅限于功能最好的那一部分患者。药物干预现在还不是治疗分裂样人格障碍的经典方案，除非是为了缓解危急时刻的焦虑或者抑郁，但是，将来分裂样人格障碍没准也有希望能成为精神药理学的一个靶点。上述的一般性治疗建议还缺乏试验来证明其有效性，相反，它们只是基于一些实操指南而定的，而这些指南则急需临床结局研究的支持。

偏执型人格障碍

偏执型人格障碍的患者很少有接受治疗的，因此，意料之中，几乎没有什么研究结果能够提示哪种治疗方法对此病最有效。那种评估各种疗法对偏执症状治疗效果的研究通常是在有其他疾病的背景下进行的，比如，焦虑障碍或者创伤后应激障碍，因此，纯粹针对偏执型人格障碍的研究可以说几乎没有。一般来说，家庭或者团体治疗是无效且不被推荐的。由于患者多疑的特性，一个支持性的、以患者为中心的环境很可能才是最有助于产生治疗效果的。与其他精神分裂症谱系的人格障碍一样，由于疾病的防御性本质，想要建立融洽的治疗关系是很困难的。治疗环境的稳定性对于增加患者的信任度也至关重要。与分裂型人格障碍的妄想一样，临床医生应保持客观和支持的态度，而不是去对抗患者偏执的想法。一种诚实、实用、有目标导向的方法，而不带过多的深入观察或者解读，可能才是最适合偏执患者的。

尽管某些药物在病情较严重的时候可能有用，但是对偏执型人格障碍的药物治疗和管理是没有得到广泛认可的。比如，地西泮可以用于减轻严重的焦虑，但是如果严重失代偿时，就可以采用神经阻滞药或者非典型抗精神病药物。但是，这些药物应该谨慎使用，以防止由于患者潜在的不信任和害怕被操控而出现的反治疗效果。

总结

一个世纪以来，我们对精神分裂症病理的理解已经有了很大的进步。过去的几十年，更是见证了在寻找治疗手段方面的重大收获。这种治疗方面的知识对疾病产生了切实的影响：住院患者的入院率和住院时间稳步下降，更多的患者正在有效地管理疾病，尤其是通过药物治疗进行管理。这些进展同样也有利于促进我们对其他精神分裂症谱系障碍的了解，尤其是那些相对更为严重的情况，比如分裂情感性障碍和分裂样人格障碍。

11

精神分裂症有哪些可能的病程和结局？

本章重点

- 对疾病病程和结局的研究支持了 Kraepelin 最初的结论：精神分裂症无论是在病程还是结局方面，平均说来，都要比情感障碍的更糟糕。
- 有些精神分裂症患者能够康复或者有一个相对较好的结局。
- 精神分裂症的病程和结局可以被环境因素(如压力和家庭环境)所改变。

Kraepelin 曾描述过精神分裂症的核心特征之一就是，它那几乎没有康复可能的、进行性恶化的病程。相比之下，情感障碍被认为是一个有着发作性病程，在躁狂和抑郁的发作间隙功能良好，并且预后也相对较好的疾病。而随后几十年的研究使得我们对精神分裂症的病程和结局有了更多不一样的认识。其中最值得注意的是，不同于 Kraepelin 的悲观态度，有相当一部分的精神分裂症患者能够获得不同程度康复。Eugen Bleuler 博士的儿子 Manfred-Bleuler 博士曾报道了对 200 多名精神分裂症的 20 年随访结果，如果不算上在过去 5 年内死亡的或精神状态非常不稳定的患者，那么有 1/5 的患者恢复到了正常社会功能水平，并且不再出现精神病性症状。

此外，1/3 的患者预后相对较好。这样一来，就算患者仍然存在幻觉和妄想，但是他们的社会功能仅有一些轻微的问题，也很少有明显的行为问题。考虑到这项研究是在抗精神病药物的发现之前完成的，这些结果可以说是相当瞩目了。

Luc Ciompi 博士曾随访了将近 300 名出院患者长达 50 年之久，采用 Bleuler 对结局的分类方法，Ciompi 发现 27% 的患者完全康复，22% 有轻微症状，24% 有中等严重症状，18% 有严重症状。9% 的样本结果不确定，大约有 50% 的患者出现了逐渐恶化、进行性加重的发作，其余的样本则是病前功能正常，呈现突然或者急性的发作病程。概括起来就是，大约有一半的精神分裂症患者病程迁延不愈，其余的患者则是发作性病程。此外，急性发作的患者更有可能出现发作性病程。不论是急性发作还是发作性病程，均与较好的长期预后相关。

Ming Tsuang 博士（和他的团队进行了一项名为"爱荷华 500"的研究，对 186 名精神分裂症患者、86 名双相情感障碍患者和 212 名重性抑郁症患者进行了 35～40 年的跟踪调查。研究发现，婚姻作为衡量社会能力的一项综合指标，其比例在组间是有显著差异的。例如，只有 21% 的精神分裂症患者在随访期内结婚了，而这一数字在双相情感障碍患者中是 70%，在重性抑郁症患者中是 81%，在手术住院对照组的中是 89%。有 34% 的精神分裂症患者、69% 的双相情感障碍患者、70% 的抑郁症患者和 90% 对照组的人员都具备在院外的行为能力。和上述发现非常接近的是，35% 的精神分裂症患者、67% 的双相情感障碍患者、67% 的抑郁症患者和 88% 对照组的人员都有很好职业功能。另外，精神分裂症患者中有 20% 在之后的随访中都没有再出现精神症状，这和 Bleuler 所提出的比例是一致的。然而，这一数字与双相情感障碍患者中有 50%、抑郁症患者中有 61% 以及对照组有 85% 会以无症状作为结局相比，就难免有些黯然失色了。

世界卫生组织（WHO）对超过 1000 名精神病患者进行了为期两年的随访。该研究发现疾病的诊断与研究对象被纳入研究时的那次精神病性发作时长并无关联，但是，精神分裂症的平均发作时间往往会更长。此外，精神病性发作在精神分裂症患者的随访中要更常见（有 37%），而在双相情感障碍组和抑郁组中分别只有 26% 和 14%，并且在两年的随访中，精神分裂症患者精神错乱的时间要远长于情感障碍患者。总而言之，精神分裂症患者的病程是更为严重的。

总的来说，对病程和结局的研究还是支持了 Kraepelin 最初的结论：一般而言，精神分裂症的病程和结局比情感障碍要差一些。然而，上述这些随访研究显示，相当一部分精神分裂症患者能够得到康复或者拥有一个较好的预后。事实可能比之前预计还要乐观，现在有更多的精神分裂症患者获得了良好的预后。最近的一项 Meta 分析，纳入了 50 项研究后发现，平均有 13.5% 的患者达到了康复的定义（即症状和社会功能的改善，以及其中至少一个领域的改善有持续两年以上）。另一项 Meta 分析发现，年轻时就患精神分裂症的患者康复概率较低，住院次数、出现的阴性症状以及病情复发次数更多，社会/职业功能更差，整体预后也更差。

目前，我们对精神分裂症病程相关的因素了解有限，但是还是以及取得了一些进展。通过分析 WHO 的结局数据发现，精神分裂症患者发病前的工作水平和社会关系似乎是疾病结局的可靠预测因素。此外，还有研究表明，精神分裂症的紊乱期出现情感障碍的症状，是提示预后良好的有利迹象。这一联系是 George Vaillant 博士提出来的，他在综述了 13 项既往研究后，发现抑郁症状和精神分裂症的康复之间有着某种联系，30 例康复的精神分裂症患者中有 80% 出现过抑郁症状，然而未康复的患者中只有 33% 出现过抑郁症状。Vaillant 博士还在为期 15 年的随访研究中发现抑郁症状与精神分裂症缓解之间存在很强的相关性，另外还有几项其他研究也发现了类似的结果。

　　由于精神分裂症的病程中经常出现抑郁症状，若能阐明抑郁症状对精神分裂症预后的影响，在临床上可能是非常有用的。据报道，在6~12年的时间窗里，有57%的精神分裂症患者曾经有过一次或者多次的抑郁发作。这些抑郁的精神分裂症患者有着其他方面都很典型的精神分裂症症状，而且他们起病时也并没有抑郁症状，病程也不是发作性的。早期的研究发现强迫特征(重复的、不情愿的想法和行为)可能和精神分裂症较好的预后有关，但是最近的研究表明恰恰相反，这个问题至关重要，因为一项最近的Meta分析显示，有14%的精神分裂症患者都带有这样的特征。初步数据表明，在典型的抗精神病药物中添加5-羟色胺再摄取抑制药可能对具有强迫特征的精神病患者有所帮助。当然，这仍需进一步的研究来确定，这种强迫特征的存在是否代表了一个真正的精神分裂症亚型，同时也需要探索其最佳的治疗方案。

　　至今，我们所获得的在精神分裂症的描述和预测方面的知识，都还要归功于精神分裂症诊断的高度稳定性。"爱荷华500"研究通过对精神分裂症患者进行35~40年跟踪调查之后的再评估证实了这一点，因为93%的患者再评估还是被诊断为精神分裂症，只有4%最初诊断为精神分裂症的患者在之后的随访中被诊断了情感障碍。同样，也有人对19个被诊断为狭义精神分裂症的患者进行前瞻性随访研究，发现之后没有人被诊断为情感障碍，这也反映了精神分裂症高度的诊断稳定性。

　　虽然良好预后或者完全康复的可能会让我们有理由心怀希望，但是大多数患者还是会有残留症状并且需要应付慢性的病程。此外，精神分裂症患者的过早死亡率要比一般人群要高，而增加的这部分死亡很多都是自杀。如前所述，第二代抗精神病药物氯氮平可降低此类患者的自杀风险。

　　虽然还没有令人信服的证据能够说明社会心理因素

对精神分裂症的病因有影响，但是这些因素是可以影响疾病病程的。相关研究大多关注的是应激性的生活事件，虽然对应激性事件的最佳定义还存在一些争议，但大多数研究者都认为，应激性事件是指那些需要个体进行生理上或者心理上适应的生活环境。生活事件可能是消极的，如丧偶；也可能是积极的，如孩子的降生。最近对 16 项研究进行的 Meta 分析指出，应激性生活事件可能使精神分裂症的发病风险增加 3 倍。复发的精神分裂症患者往往比没有复发的精神分裂症患者有更多应激性生活事件，尽管有时候患者没经历这种事件也会复发，而经历这种事件时也能保持缓解状态。正在服用神经阻滞药的精神分裂症患者复发的时候，要比没有服药的患者复发的时候经历了更多的应激性生活事件。这表明神经阻滞药和免于应激性生活事件的保护效果也许是可以叠加的。也就是说，一种保护因素的存在可以弥补另一种保护因素的缺失。理解这些研究对患者和临床医生来说都是很重要的，因为它们提供了如何处理疾病的线索。例如，一些精神分裂症患者的父母可能会认为，给他们的孩子施加一些压力是个好主意，可以激励他们更加努力地工作、交友或实现其他目标。但生活压力研究表明，这可能适得其反。更多的压力会使病情恶化，而不是好转。

在影响精神分裂症病程和结局的社会心理因素的研究中，另一个富有成效的领域是针对患者家庭环境的研究。情感表达（EE）是指，患者家人在与患者互动时的情感反应。我们通过观察家人对患者进行批评、表达敌意以及在情感上对患者过分投入的程度来衡量 EE。Vaughn 和 Leff 医生在研究了 128 例与家人同住的精神分裂症患者 9 个月内的复发率与 EE 的关系后，发现高 EE 家庭中有 51% 的患者复发了，而低 EE 家庭中只有 13% 的患者复发。并且，高 EE 家庭的精神分裂症患者中，复发的风险与他们跟家庭直接接触的时间密切相关。此外，在低 EE 和高 EE 的家庭中，神经阻滞药对患者的保护作用也不同。在低 EE 组中，复发与药物状况无关，而在高 EE 的家庭中，未服药的精神分裂症患者的复发率显著升高，复发风险的升高也与跟家庭成员接触增加有关。值得注意的是，与高 EE 家庭长期接触的未服药精神分裂症患者中，有 92% 的患者复发了，但抗精神病药物将这一比例降到了 53%。Vaughn 和 Leff 在英国样本中得出的研究结果，绝大多数都可被加利福尼亚州一项为期 9 个月的精神分裂症研究所重复。特别是加利福尼亚州的研究与英国的研究一致发现：低水平的家庭接触和常规药物治疗可以减少高 EE 家庭所带来的负面影响。然而加利福尼亚州的研究发现，对于每周有超过 35 小时的高 EE 家庭接触的患者而言，药物治疗也没有什么效果。那些旨在降低精神分裂症患者家庭 EE 的后续研究发现，这种干预能够降低复发率。事实上，最近一项 Meta 分析纳入了 14 个类似研究，发现一种旨在降低 EE 的基于家庭的干预方法，在干预结束的时候改善了功能、降低了复发率，并且在之后的随访中也减少了症状。

患者及其亲属该如何应对精神分裂症？

本章重点

- 精神分裂症患者在药物治疗期间应定期与其精神科医生联系，并且只有在精神科医生的指导下才能改变治疗方案。
- 精神分裂症患者应与社工和心理治疗师合作，来改善社会、心理以及职业功能。
- 患者和家属可以通过避免压力性情境或者父母过度投入来防止疾病复发。

　　无论是对于患者本人还是对于那些关心患者的人，和精神分裂症作斗争都是非常艰难的。甚至，单就彻底消化我们分享的关于这种高度复杂的疾病的相关知识而言，就已经可能让人觉得难以应付了。作为科学家，我们也会在对自己知之甚少的悲哀以及如何利用已知信息真正帮到患者的困惑之间，感到不知所措。但是这些已知的事实还是能够带来一些掌控感，接下来重要的是要弄清楚患者及其家人在日常情况下和紧急情况下，可以做些什么来应对疾病。

患者如何自助

患者是通过不断的试错来学习如何应对精神分裂症症状的，当他们症状恶化时，他们可能会学着寻求住院治疗，而不是一味地抗拒。随着时间的推移，他们就会意识到自行停药或者换药会导致阳性症状的复发。他们可以调节药物的剂量来避免严重的不良反应，同时能够防止症状爆发。

显然，并不是所有的精神分裂症患者都能够做到这一点，在门诊接受治疗的精神分裂症患者中，有近半数的患者无法坚持服药，而这些患者复发率也高。药物治疗期间，患者应该处于精神科医生的持续监督下，即便患者知道该如何调整药物剂量，他们也应与精神科医生分享和讨论这些经验，而不是擅自改变。

如果患者总是记不住要服药，可以使用长效针剂注射，一次注射平均可以维持 2～4 周。患者应严格遵守医嘱、定期接受注射，并且随着时间的推移，可以根据需要进行调整。

在提醒患者规律服药或是去医院打针的事情上，家人起着重要的作用，尤其是在患者开始不愿遵从医嘱、眼看就要复发的情况下。在这种情况下，家人对用药的坚持也许就能够阻止阳性症状的全面复发。

有些精神分裂症患者会学习去避免那些可能导致他们产生妄想或者幻觉的情境，比如对政治或者宗教的狂热讨论，沉溺在白日梦的幻想中和家人过于频繁地接触、暴露在拥挤的场所或是暴露在与妄想或幻觉内容相关的场景或声音中。但是如果这种情境是无法避免的，那么患者可以通过增加药物剂量来预防症状复发。大多数患者在第一次出现幻听时都会惊慌失措，但是渐渐地就能学会与幻听共存，即使在药物治疗期间，幻听也有可能会偶尔出现。患者要么学会忽视这些声音，要么就要学会不被它们

一书读懂精神分裂症

打扰。有些患者只有在独处和无人的时候才能听到声音，这时就应该多把时间花在日常家务、爱好、演奏乐器或阅读有趣的书籍上，特别是当这些声音给患者造成了困扰时。

有些精神分裂症患者是可以工作的，许多家属也会鼓励患者去寻找有偿工作。但是在此之前，家属应该咨询医生，以判断这对于患者而言是否是一个合理的目标。精神分裂症患者应选择他们力所能及的工作。患者可以加入一个相关的"俱乐部"，在那里他们能够被视为有贡献的一份子，这有助于改善患者功能，并给他们带来一种目标感和归属感。患者应该避免那种非常具有挑战性或者压力非常大的工作，但一份稳定而相对简单的工作对慢性精神分裂症患者来说具有治疗作用。因为它可以防止阴性症状（如淡漠、退缩和意志力缺乏）的产生和恶化。当然，患者家属必须了解对患者而言什么是有压力的，而什么是没有压力的。有一些看起来很简单的、对家属来说很轻松的事情，对精神分裂症患者而言却有可能是充满压力和挑战的。

此外，来自亲戚、朋友或专业人士的过度刺激或干扰可能会触发精神分裂症患者的症状。有些患者知道何时该退出这样的过度刺激环境以预防复发，而家人则必须尊重患者独处的需要，但是过多的社交回避可能会导致阴性症状的产生或者复发。具有良好洞察力的精神分裂症患者可以从经验中学习如何避免过度或者不足的刺激，从而达到罕见的理想状态。

家庭角色

在缺乏帮助的情况下，大多数患者都无法主动选择一个最佳环境来避免过度或者不足的刺激。但是通过和精神分裂症患者相处，许多患者家属逐渐地学会了如何给他们患病的亲人提供最好的帮助。通常情况下，在最初的阳性症状消失后，患者和家人重新生活在一起是一个明智的选择，但是这需要家人极大的耐心、理解、同情以及付出。

患者精神症状的首次发作往往会让他们的家人在震惊、希望和失望的感觉中交替，然后患者家人会逐渐意识到精神分裂症并不是一个短暂的问题，而是一个需要长期关照的终身疾病。当患者处于精神病活动期时，他们是无法作出合理判断的，此时患者家属就可能不得不代替患者采取行动，比如启动法律程序将患者送往医院，这可能是为了防止患者自伤或者伤人所采取的必要举动。但是即使过了最初的发作期，患者也有可能仍然无法理解或者同意当时其家人的举动。

和精神分裂症患者在一起生活的压力是非常大的，家人可能会发现，他们对患者的持续照顾其实是以牺牲自己的社交生活为代价的。但是若患者反馈给家人的是怨恨而非感激时，这一切就会变得让人难以承受。此外，患者不可预测的行为，比如怪异行为、自言自语、自笑、傻笑（尤其是在别人面前），也会让其他人感到尴尬。为了应对这种情况，有些患者家属会斩钉截铁地告诉患者，这种行为决不能公开出现。患者家属还发现，同沉浸在妄想或幻觉中的患者进行争论是没有意义的。

有时候，精神分裂症患者需要先把自己隔离起来"充会儿电"，才能继续进行社交活动。在这种时候，如果患者家属试图哄骗患者结束独处，那反而是没有帮助的。另外，如果患者持续地退缩和做白日梦，则可能会使得怠惰和淡漠加重。而那些和精神分裂症患者共同生活的人慢慢地也会有经验，知道什么时候应该打断他们，并把他们从自我孤立中拉出来。

一些患者的父母认为自己应该为孩子罹患精神分裂症负责，而此时朋友或者专业人士的一些冷漠的议论可能会让事情变得更糟。这种内疚，再加上长期的情感负担所带来的身体和精神上的双重耗竭，会产生巨大的痛苦。在这种情况下，父母就需要向朋友以及专业人士，如社会工作者、公共卫生护士、全科医生、临床心理学家和精神病学家倾诉和宣泄他们的感受。富有同理心的情感支持有助于降低紧张、焦虑、内疚和悲伤。亲人不切实际的高期望可能会导致失望、沮丧和怨恨，所以重要的是，家属必须接受其一生都要与精神分裂症缠斗的事实，并且认识到，即便是一直维持的药物治疗、社会心理治疗和持续的康复训练，一些患者可能还是永远无法完全恢复到以前的样子。只有当患者亲属认清并接受了患者的实际情况，才能设定可实现的目标来达到康复。

　　精神分裂症患者的家属可以与有类似经历的人分享他们的心路历程，他们可以通过互相学习和排解挫败感，来鼓励彼此一起同精神分裂症导致的无力感作斗争。通过参加这样的团体，他们还可以了解到他们能从社区中得到什么帮助，哪些专业人士最富有同情心、最乐于助人，以及如何帮助患者以及家属自己有效地应对精神分裂症。

什么时候需要专业帮助

　　有关药物的问题应该与患者的精神科医生讨论，而不是与非专业人士讨论，因为非专业人士可能会提出一些新的、未经证实的治疗方法，而精神病学家通常对他们所推荐的治疗方案的科学依据有着最大的把握。此外，家属也不应该因为担心他们的亲人会上瘾而停止药物治疗。因为没有证据表明这些药物会导致成瘾，反而正如本书所反复强调的，针对精神分裂症的药物治疗是有助于防止疾病复发的。

　　只要精神分裂症患者谈及自杀，那他们就需要专业帮助，并且需要立即被关注，因为精神分裂症患者的自杀风险很高，有任何试图自杀的迹象都要求紧急关注。不仅是患者本人，患者的近亲属有时候也会觉得生活已经不值得过下去了。这种悲观情绪可能会对工作以及处理日常事务的能力造成影响，或是产生一些躯体症状，如体重减轻、失眠、食欲不振、肠胃不适和头晕等。因此，有自杀想法的患者家属也应该立即寻求专业帮助。要知道，作为精神分裂症患者的照看者是很不容易的，有时照看者自己也需要进行治疗，来帮助他们更好地照料患病的亲人。因而维持这样一个社会支持网络是必须的。

　　在这一节中，我们讨论了精神分裂症患者及其亲属如何进行自救，我们本可以报喜不报忧，只去谈论积极的方面，但是一想到你们在面对精神分裂症和随之而来的挑战时，需要的是现实的方法，我们还是觉得有必要对可能出现的困难进行讨论。随着精神分裂症知识的积累，方法的可行性也会越来越高。在宽容和理解下，许多精神分裂症患者及其家庭成功地找到了与疾病共存的方法。只要患者能够得到富有同情心和理解力的照看者的支持，并找到在过度刺激和刺激不足之间的微妙的平衡，他们就能成功地避免阳性或阴性症状的复发。